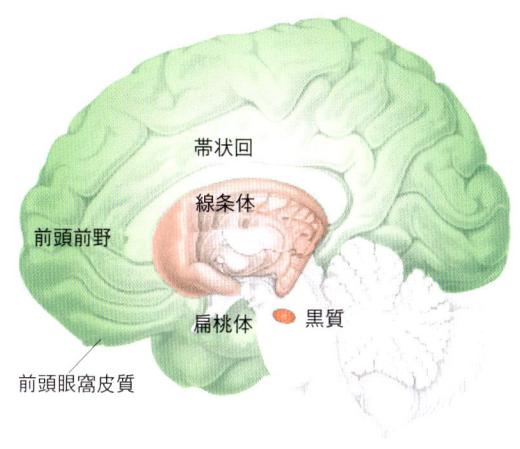

図 1-1 意思決定に関わる主な脳領域 (本文 P.3)

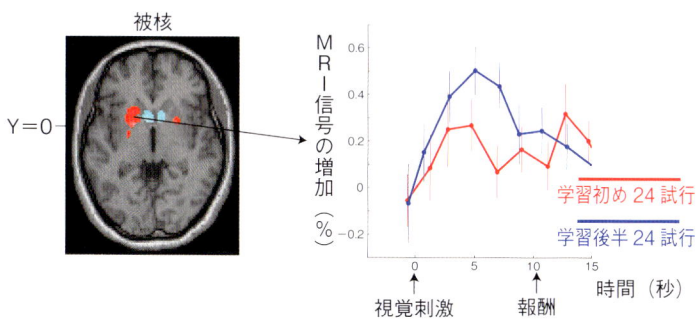

図 1-2 報酬の予測と誤差に相関する線条体の fMRI 信号 (本文 P.7)

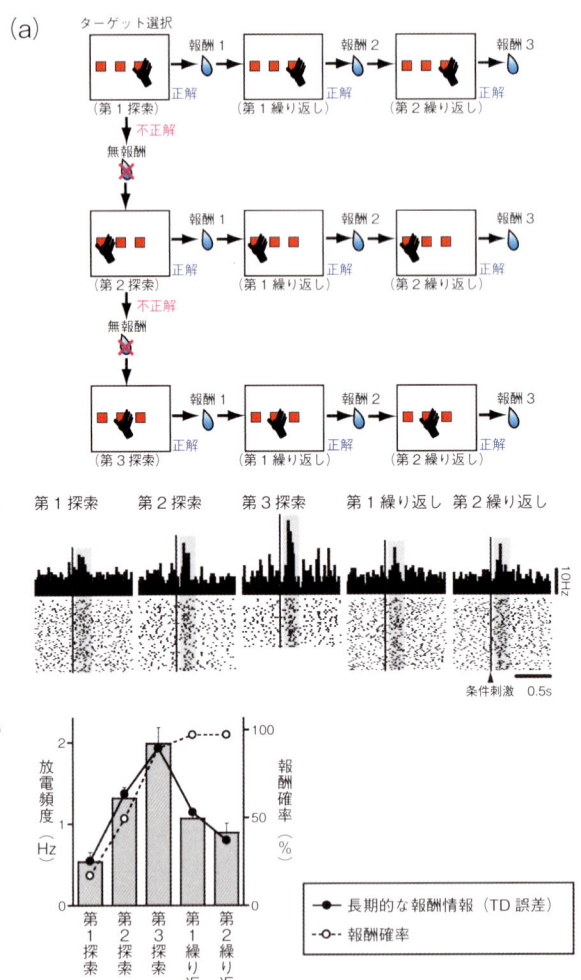

図1-3 サルの多段階報酬課題とドーパミンニューロンの発火(本文 P.8)
将来の複数報酬を考慮した報酬予測を学習。

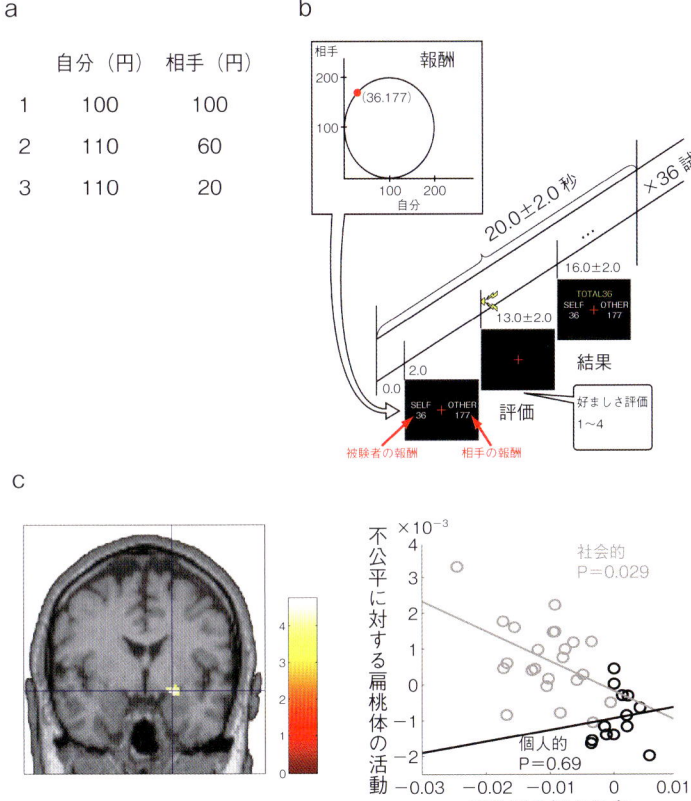

図 1-5 社会的価値志向の fMRI 実験課題と結果（本文 P.20）

a 被験者のグループ分けのための選択課題。1 向社会的 2 個人的 3 競争的選択

b 脳活動を計測する fMRI 実験のための課題。報酬ペアを 4 段階で評価。

c 向社会的グループは扁桃体が自分と相手の報酬差の絶対値と相関する活動を示した。向社会的グループの各被験者が報酬ペアの評価において不公平を好む程度（W_D）と扁桃体の不公平に対する脳活動とに負の相関があった。

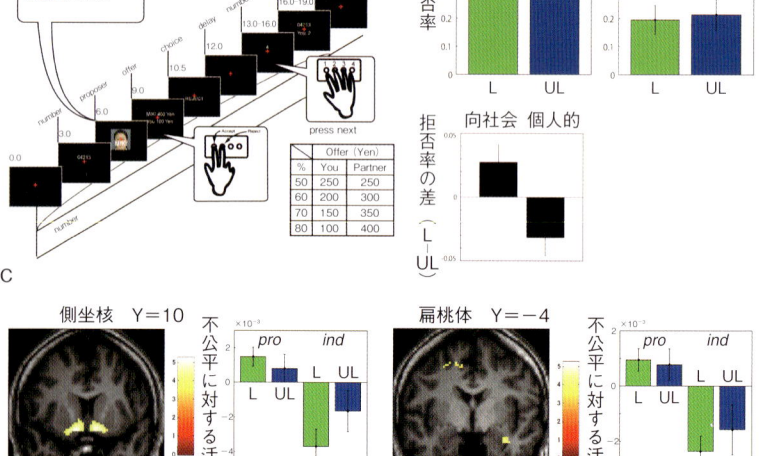

図1-6 認知負荷を伴う最終提案ゲームと実験結果（本文 P.22）

向社会的グループと個人的グループが認知的負荷をかけた最終提案ゲームをおこなった。

a 課題構成

b 認知負荷を掛けると、向社会的な被験者は不公平な提案をより拒否し、個人的な被験者はより多く受入れた。

c 向社会的な被験者、個人的な被験者の行動を反映する脳活動は側坐核と扁桃体に見られた。

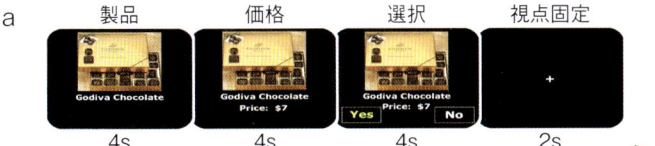

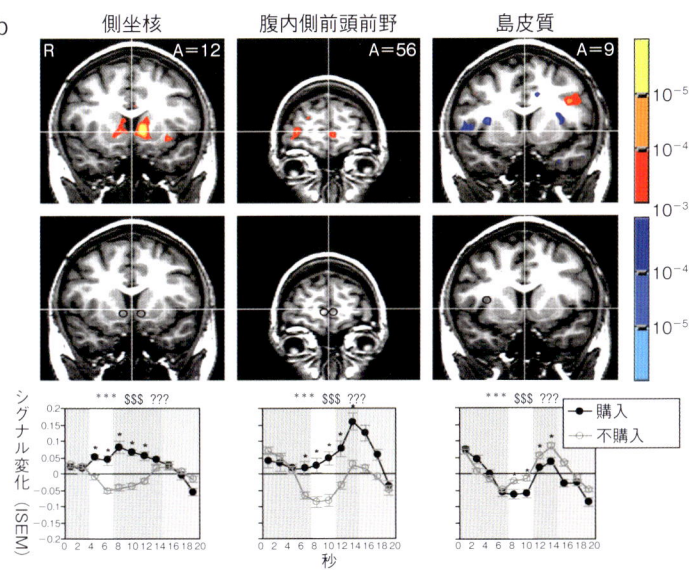

図1-7 商品の選好と相関する脳活動（Knutson et al. 2007 より）（本文 P.24）

a 課題構成

b 商品提示から価格提示の8秒間の脳活動がその商品を購入したかどうか（preference）と相関した脳部位。側坐核、腹内側前頭前野、島皮質が相関を示した。

		プレイヤー2 協力		プレイヤー2 裏切り
プレイヤー1	協力	(4, 4)	<	(1, 5)
		∧		∧
	裏切り	(5, 1)	<	(2, 2)

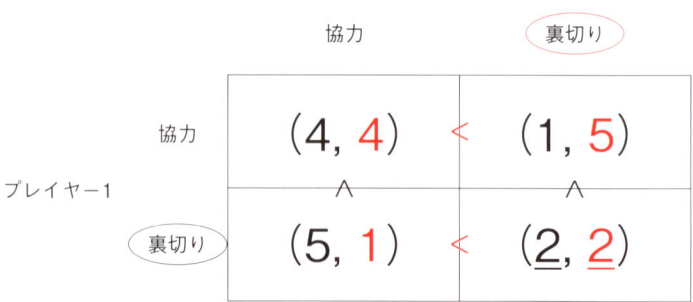

図 2-1　囚人のジレンマゲームの利得表（プレイヤー2，プレイヤー1）（本文 P.30）

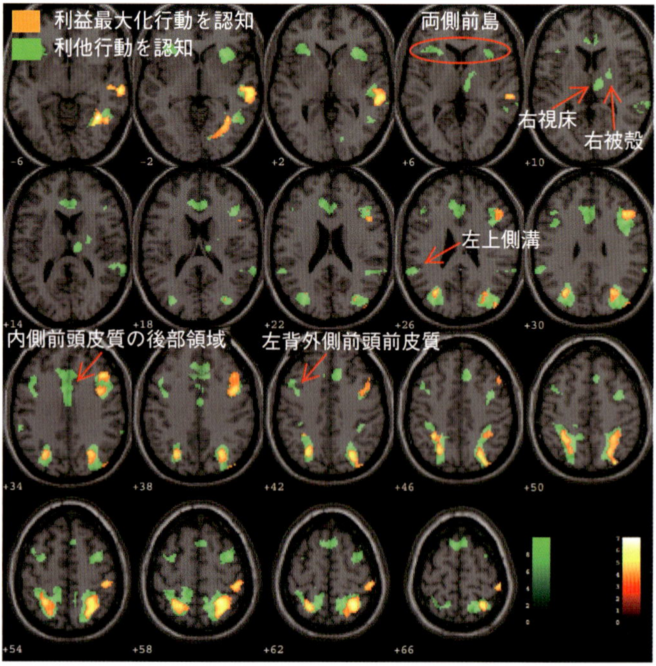

図 2-3　利得最大化行動と利他行動の認知過程に関わる脳領域（本文 P.36）（Nihonsugi et al. 2009 より）

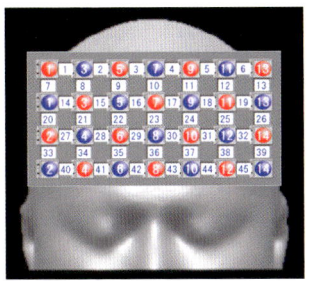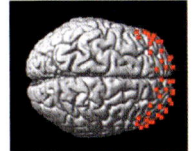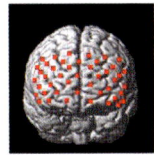

左図：45チャンネルの位置とプローブとの関係

上図：3次元位置測定による標準脳への投射

図2-7 チャンネルの位置とプローブとの関係および標準脳への投射（本文 P.51）

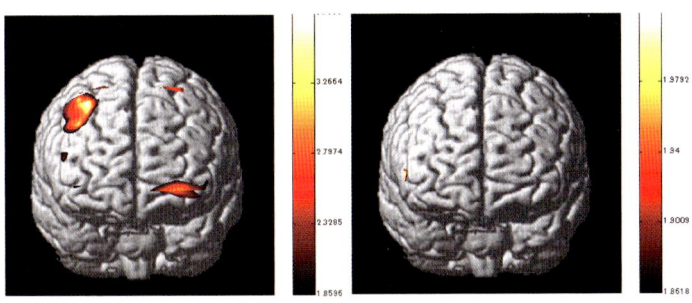

PD（Game6）−安静時　　　　PDAS（Game6）−安静時

図2-10 前頭葉における酸素化ヘモグロビン（oxy-Hb）の変化（本文 P.55）
（Saijo 2011 より）

社会脳シリーズ 5

報酬を期待する脳
ニューロエコノミクスの新展開

苧阪直行 編

新曜社

Social Brain Series Vol. 5
Brains wired for Reward Expectancy
New Directions toward Neuroeconomics
(Series Editor, Naoyuki Osaka)

「社会脳シリーズ」刊行にあたって

苧阪直行

脳というわずか1リットル半の小宇宙には、銀河系の星の数に匹敵するほどの膨大な数のニューロンがネットワークを形成し、相互に協調あるいは抑制し合いながら、さまざまな社会的意識を生みだしているが、その脳内表現についてはほとんどわかっていない。

17世紀、デカルトは方法的懐疑によって、思考する主体としての自己を「われ思うゆえにわれあり」という命題に見出し、心が自己認識のはたらきをもつことを示した。しかし、デカルトは、この命題を「われ思うゆえに社会あり」あるいは「われ思うゆえに他者あり」というフレームにまで拡張したわけではなかった。自己が社会の中で生かされているなら、それを担う脳もまた社会的存在だといえよう。しかし、自己と他者を結ぶきずなとしての社会意識がどのように脳内に表現されているのかを探る気の遠くなる作業は、はじまったばかりである。そして、この作業は実に魅力ある知的冒険でもある。

脳の研究は20世紀後半から現在に至るまで、その研究を加速させてきたが、それは主として「生物脳（バイオロジカル・ブレイン）」の軸に沿った研究であったといえる。しかし、21世紀初頭

から現在に至る10年間で、研究の潮流はヒトを対象とした「社会脳（ソシアル・ブレイン）」あるいは社会神経科学を軸とする研究にコペルニクス的転回をとげてきている。社会脳の研究の中核となるコンセプトは心の志向性（intentionality）にある。たとえば目は志向性をもつが、それは視線に他者の意図が隠されているからである。志向性は心の作用に向けて方向づけるものであり、社会の中の自己と他者をつなぐきずなの基盤ともなる。人類の進化とともに社会脳は、その中心的な担い手である新皮質（とくに前頭葉）のサイズを拡大してきた。霊長類では群れの社会集団のサイズが脳の新皮質の比率と比例するといわれるが、なかでもヒトの比率は最も大きく、安定した社会のつながりを維持できる集団成員もおよそ150名になるといわれる（Dumber 2003）。三人寄れば文殊の知恵というが、この程度の集団成員に達すれば新しい創発的アイデアも生まれやすく、新たな環境への適応も可能になり、社会の複雑化にも対応できるようになる。一方、社会脳は個々のヒトの発達のなかでも形成される。たとえば、幼児は個人差はあるが、およそ4歳以降に他者の心を理解するための「心の理論（theory of mind）」をもつことができるようになるといわれるが、これはこの年齢以降に成熟してゆく社会脳の成熟とかかわりがあるといわれる。他者の心を理解したり、他者と共感するためには、他者の意図の推定ができることが必要であるが、このような能力はやはりこの時期にはじまる前頭葉の機能的成熟がかかわるのである。オキシトシンやエンドルフィンなどの分泌性ホルモンがはたらきはじめる時期とも一致するのであり、社会的なきずな

なを強めたり、安心感をもたらすことで社会脳とかかわることも最近わかってきた。

社会脳の研究は、このような自己と他者をつなぐきずなである共感がなぜ生まれるのかを社会における人間とは何かという問いを通して考える。たとえば共感からどのように笑いや微笑みが生まれるのか、さらにヒトに固有な利他的行為がどのような脳内表現をもつのかにも探求の領域が拡大されてゆくのである（苧阪 2010）。共感とは異なる側面としての自閉症、統合失調症やうつなどの社会性の障害も社会脳の適応不全とかかわることもわかってきた。

さて、脳科学は理系の学問というのが相場であったが、近年人文社会科学も含めて心と脳のかかわりを再考しようとする動きが活発になってきた。たとえば社会脳の神経基盤を研究しその成果を社会に生かすには、自己と他者、あるいは環境を知る神経認知心理学（ニューロコグニティヴサイコロジー）、良心や道徳、さらに宗教についての神経倫理学（ニューロエシックス）、美しさや芸術的共感については神経美学（ニューロエステティクス）、何かをほしがる心、意思決定や報酬期待については神経経済学（ニューロエコノミックス）、社会的存在としての心については神経哲学（ニューロフィロソフィー）、ことばとコミュニケーションについては神経言語学（ニューロリンギスティックス）、小説を楽しむ心については神経文学（ニューロリテラチュア）、乳幼児の発達や創造的な学びについては神経発達学（ニューロディベロプメンツ）、加齢については神経加齢学（ニューロエージング）、注意のコントロールとワーキングメモリについては神経注意学（ニュー

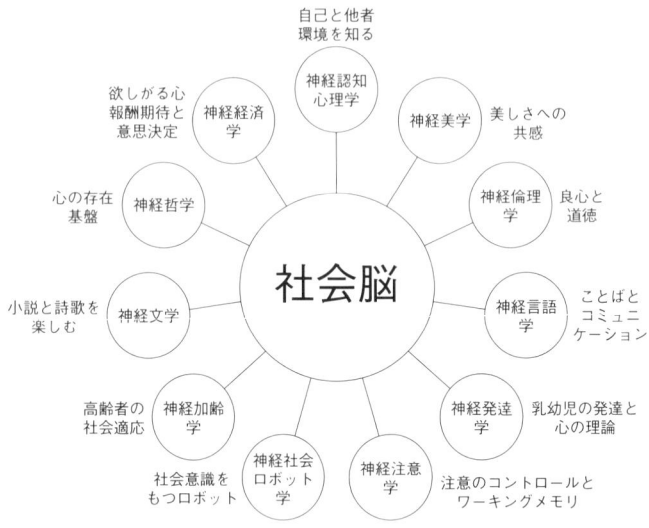

社会脳にかかわるさまざまな学術分野の一例

ーロアテンション)、さらにこれらの社会脳の成果を近未来的ブレインマシンインターフェイスで実現する神経社会ロボット学(ニューロソシアルロボティックス)などの新たな学術ルネサンスがその開花をめざして、そのつぼみを膨らませている。驚くべきことに、いずれも「神経」の後に続くのは多くは文系諸学科の名前であり、社会脳研究が理系と文系の学問を橋渡しし、新たな知識の芽生えを準備する役割をもつことを暗示している。筆者は鋭い理系のクワをもって豊かな文系(人文知)の畑を耕すことが社会脳研究という先端科学を育てる手だてであると信じている。これらの新領域の学問は上の図のように多様な側面から社会脳に光を当てることになろう。

さて、科学(サイエンス)という言葉は

ラテン語の scientia に由来しており、これは知識を意味する。これに、con（集める）という接頭辞をつけると conscientia となり知識を集める意味になり、さらにこれは意識 (consciousness) や良心 (conscience) の語源ともなり、科学は社会に根差した営為であることが示唆されている（苧阪 2004）。「社会脳」の新分野は21世紀の新たな科学の研究スタイルの革命をもたらし、広大な領域に成長しつつあるのである。社会脳は人文社会科学と自然科学が協調しあって推進していく科学だともいえる。

この「社会脳シリーズ」がめざすのは、脳の中に表現された社会の姿をあらためて人文社会科学の俎上にのせて、これを広く「社会脳」の立場から再検討し、この近未来の新領域で新たな学術ルネサンスが開花する様子をスケッチすることである。社会脳のありようが人間とは何か、自己とは何かという問いに対する答えのヒントになることを願っている。本シリーズが社会脳研究の新たな展開と魅力を予感させ、多くの読者がこの分野に興味を向けてくれることを期待している。

社会脳の最近の動向を知りたい読者のためには、英文書籍ではあるが最近出版されたばかりの Decety & Cacioppo (2011) をはじめ、Cacioppo, Visser & Pickett (2006)、Cacioppo & Berntson (2005)、Decety & Ickes (2009)、Harmon-Jones & Beer (2009)、Harmon-Jones & Winkielman (2007)、Taylor (2002)、Todorov, Fiske & Prentice (2011) や Zelazo, Chandler & Crone (2010) などが参考になろう（巻末文献欄を参照）。一方、本邦ではこの領域での理系と文系の溝が意外に

深いため、本格的な社会脳関連の出版物がほとんどないことが悔やまれる。しかし、「ソーシャルブレインズ」(開一夫・長谷川寿一編、東京大学出版会 2009) は、社会脳を自他性などの視点から概観するのに役立つと思われる。

なお、Cacioppo et al. (eds.) (2002) *Foundations in Social Neuroscience* では2002年以前に、また Cacioppo & Berntson (Eds.) (2005) *Social Neuroscience* には2005年以前に刊行された主要な社会神経科学の論文がまとめて見られるので便利である。

社会神経科学領域の専門誌として、2006年から *Social Neuroscience* (2006–) や *Social Cognitive and Affective Neuroscience* (2006–) の刊行が始まっている。なお、日本学術会議「脳と意識」分科会や、日本学術振興会の科学研究費基盤研究 (S) 「社会脳を担う前頭葉ネットワークの解明」(http://www.social-brain.bun.kyoto-u.ac.jp/) でも2006年から社会脳を研究課題やシンポジウムで取り上げてきた (その研究や講演をもとに書き下ろしていただいた原稿も本シリーズに含まれている)。編者らは、本シリーズで取り上げた社会脳のさまざまなはたらきを、人文社会科学からのアプローチをも取り込んで社会に生かす『融合社会脳研究センター』を提案していることも附記しておきたい。

【社会脳シリーズ】

1 社会脳科学の展望 —— 脳から社会をみる
2 道徳の神経哲学 —— 神経倫理からみた社会意識の形成
3 注意をコントロールする脳 —— 神経注意学からみた情報の選択と統合
4 美しさと共感を生む脳 —— 神経美学からみた芸術
5 報酬を期待する脳 —— ニューロエコノミクスの新展開（本書）

以下続刊

・自己を知り他者を理解する脳 —— 神経メンタライジング
・成長し衰退する脳 —— 神経発達学と加齢学
・小説を楽しむ脳 —— 神経文学
・ロボットと連携する脳 —— 神経社会ロボット学

社会脳シリーズ5『報酬を期待する脳』への序
──報酬期待の脳内起源を求めて

本書の中心的テーマは報酬（reward）とかかわる脳内表現である報酬期待（reward expectancy）である。報酬期待は、経済行動の内的原動力の一つとみなすことができる。脳からみた多様な社会の見方の一つとして、本巻ではニューロエコノミクス（neuroeconomics：神経経済学）[1]を取り上げ、報酬系から見た人間像を描きだしたい。

私たちは他者との相互作用の中で生きており、社会脳はその橋渡しの役割を演じている。相互作用はことばを介せば自己と他者の間の会話などのコミュニケーションとなるが、金銭あるいは報酬を介せば自己と他者はある場合には利益を受けるものと与えるものの関係に変換される。グローバルな世界経済を動かしているのも、実体は人々の報酬期待をめぐる心と心の相互作用である。社会脳の研究の理論面で、最も進展している分野はニューロエコノミクスだといえる。というのも、ニューロエコノミクスによって、脳活動からヒトの経済行動を科学的に眺めることができるからである。

現実の経済の世界は、理論が想定する完全な世界ではなく、心理要因などの影響によって左右

されるといわれる。ニューロエコノミクスでは、たとえば経済理論のモデルで予測される結果と、心理要因がからんだ実際の経済行動とのズレを調べることができ、また一見不合理に見える経済的意思決定を合理的に説明することも可能である。つまり、経済活動を担う人々の意思決定がどのような社会的ルールや制度のもとで行われ、好き嫌いなどの感情とどうかかわるのかを、経済行動の動機となる脳の報酬系や報酬期待のはたらきを通して科学的に理解することができるのである。ヒトの場合は、fMRI（機能的磁気共鳴画像法）などの脳イメージングの方法を用いて、動物の場合は微小電極を用いた方法で、外部からは見えない個人や個体や集団の価値づけを反映した、意思決定の脳内メカニズムを解明することができるのである。

たとえば、利他行動は、自分の利得を減らしてまでも、相手の利得を増やす行動であり、いじわる行動は、自分の利得を減らしてまでも、相手の利得を減らす行動である（関連した問題は本シリーズ第2巻『道徳の神経哲学』でも論じた）。この種の行動は、非合理的だと感じられるが、ニューロエコノミクスではこのような現象の背景にある社会性の心のはたらきも推定することができる。意識的で合理性を旨とする脳が、ときには辺縁系脳の作用で無意識な快・不快などの感情の影響のもとに一見非合理な意思決定をすることがあるが、それも含めて分析してみせるのがニューロエコノミクスである。

ニューロエコノミクスは経済的な意思決定を社会脳科学から解明する最近生まれたばかりの学問であり、やっと市民権を得ようとしている。思考や感情などの心理を取り入れた経済学として

x

行動経済学（behavioral economics）があるが、これを社会脳科学の切り口で展開したのがニューロエコノミクスといえよう。行動経済学の成果の一つとされている、不確実な状況での意思決定モデルであるプロスペクト理論の影響もその背景に認められる。fMRIなどを用いて、脳のはたらきが報酬系や意思決定を中心に徐々にわかってきたも、この学問の進展を加速させている。
　経済活動の起源を脳の報酬系を軸に考えるのが、ニューロエコノミクスであるといえよう。何かを欲しがる心の背後には報酬期待があり、それを得るには意思決定による選択が必要とされる。消費行動を促す購買のモチベーションを支えるのも報酬期待であり、実際の購買行動を予測するニューロマーケティングと呼ばれる新分野も急速に発展しつつある。ナットソンら（Knutson et al. 2007）によると、商品の写真を見せて価格を示したあとで、その商品を買うかどうかを判断させ、fMRIで脳の様子を観察すると、中脳の側坐核や前頭葉の腹内側領域など報酬系とかかわる領域がポジティブな活動をみせる一方、側頭葉の内側の島皮質などはネガティブな活動を見せたという。また、トゥシェら（Tusche et al. 2010）は商品を無意識に見ている場合でも同様な活動が見られると報告している。
　この序ではまず、報酬とは何かを考えてみたい。報酬は人間を含めた動物一般の行動を導く強い動因となっており、ヒトのもつ基本的資質のひとつである。報酬には生理、学習性および社会性の3種があるといわれる。生理報酬は生命維持のための食物や種族維持のための性的報酬、学習性報酬は金銭を得る学習によって得る報酬、さらに、社会性報酬は少し複雑になって、たとえ

ば名誉や利他的行動で得られる報酬である。後者ほど社会性の意思決定、したがって社会脳の関与が強くなり、ヒトに固有の報酬となるが、いずれの報酬も充足感や快感をもたらす点で共通である。しかも驚くべきことに、ほぼ共通した脳内報酬系のはたらきがその背景にあることがわかってきた。次ページの図には本書で出てくる脳の主な報酬系領域を示した。図の下は脳の外側面で左半球の脳の表面を示し（左右が前部と後部をそれぞれ示す）、上の図は脳の内側面で大脳の中央断面を示す。

編者は本シリーズ第4巻『美しさと共感を生む脳』で述べたように、美しい絵画を見たり、楽しい音楽を聴いたり、あるいはユーモアを楽しみ、笑い顔を見ることなど共感を導くクリエーティブな心のはたらきを社会性報酬であると捉え、そこに共通の報酬系の神経活動を認めたいと考えた。これらは、心が認知している対象と自発的・再帰的に共感することにあるという点で「自己報酬系」と見立ててもよいかもしれない。もし、そうであれば、芸術の鑑賞は報酬期待というニューロエコノミクスのベースともなる、共通の脳内基盤をわかちもっているといえる。芸術の鑑賞にも報酬への期待が隠されていると考えると、ニューロエコノミクスは21世紀の新しい科学的人間像を描く手立てとなる可能性が見えてくるように編者には思われる。また、神経文化学（ニューロカルチャー）との接続と展開も視野に入ってくるように思われてならない。

欲しいものを買いたいという心は、経済学に聞くよりヒトの無意識に潜む心のはたらきを扱う心理学、あるいは社会脳科学に聞く方が理にかなっていることを、ある意味でニューロエコノミ

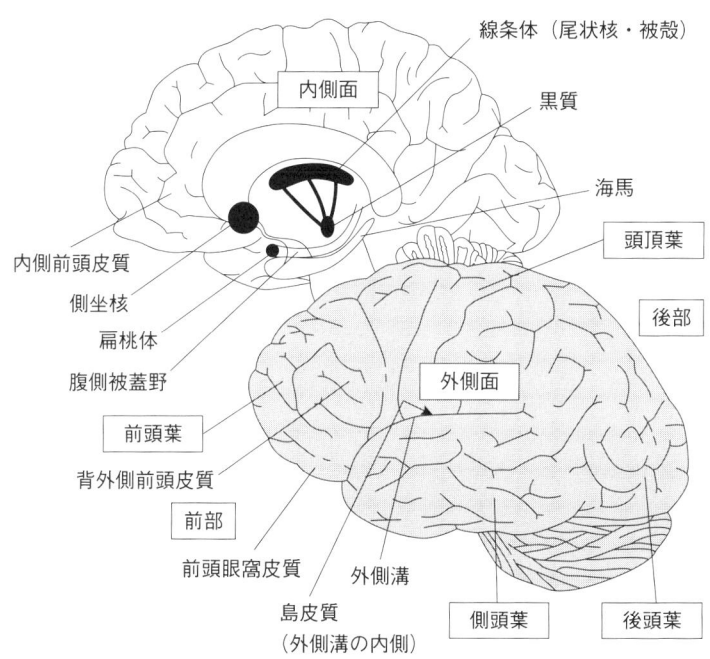

本書で説明されるヒトの主な脳内の報酬系領域（上：内側面、下：外側面）

クスは示唆している。

　さて、本書を読むにあたって、読者にはなぜ動物がニューロエコノミクスで大きな役回りを演じるのかを不思議に思われるかもしれない。そこで、その理由について、歴史をたどりながら説明しておきたい。

　脳内報酬系の精密な研究にはラットやサルのような動物が用いられる。その理由は、脳内に微小電極を挿入して報酬系とかかわるドーパミン作動性ニューロンの活動を観察することができるためである（このような実験はヒトでは不可能であるのでヒ

xiii ｜ 社会脳シリーズ5『報酬を期待する脳』への序

トではfMRIなどの脳イメージング法がとられる）。たとえば、ラットの中脳の腹側被蓋野には辺縁系（報酬や嫌悪にかかわる側坐核や扁桃体などを含む）と呼ばれる領域があるが、これは前頭前野とも結びついて報酬獲得に向けて活性化することが知られている。1950年代に米国の心理学者オールズとミルナーが、ラットのこの領域の近傍にある中隔領域に電極を挿入し、レバーを押すたびに電気刺激を与える実験を行ったところ、ラットは摂食も忘れてレバーを押し続けるという行動を発見した（3章参照）。電気刺激が報酬となったのであり、この刺激は脳内自己刺激と呼ばれる。この実験は脳に「快楽中枢」があること、つまり報酬回路があることを初めて報告したものであり、その後、他にも類似した報酬回路があることが次々に報告されるようになった。このように、ラットやサルなどの動物の報酬系の研究が、ヒトの報酬系研究への道を拓き、さらにはニューロエコノミクスに展開されるようになったのである。

本書の概略に移りたい。

1章と2章では、ヒトの経済行動の背景にある神経メカニズムを社会脳の視点からみる。最近のデータによれば、予測された報酬と実際に得られた報酬の差（誤差）は、線条体、中脳黒質や腹側被蓋野などで表現され、意思決定はその誤差の学習を通してなされるという。ここでは、計算論的神経科学と社会脳科学の接点に芽生えたニューロエコノミクスの最新の動向をドーパミンと強化学習の神経機構を中心に解説する。報酬系で中心的な役割を演じる神経伝達物質であるド

xiv

ーパミンを伝達するドーパミンニューロンの活動量には、予測したものと現実に得られた報酬との差分が反映されるという。報酬系領域として知られる中脳の線条体、側坐核、尾状核や被殻はいずれも大脳の皮質領域から基底核への入り口に位置しており、皮質領域から得られる環境情報と報酬情報を結びつけ、状況に適した適応行動を選択するのに最適な場所であることが述べられる。さらに前頭眼窩皮質、帯状回皮質、快・不快の情動にかかわる扁桃体や島皮質も報酬系とかかわることが示される。ここでは、ドーパミンニューロンのはたらきを通して意思決定にかかわる脳内機構が説明される。

社会的相互作用の中で、報酬とかかわる意思決定は自他双方に行われるが、その神経基盤はまだよくわかっていない。しかし、経験的にはわれわれはこれを実にうまく行う能力をもっている。これは、ヒトが適応の過程で社会脳を育んできたからだと考えられる（社会脳仮説）。

さて、自他双方の社会意思決定はジレンマゲームを通して観察することができる（このゲームとその理論的解釈については、本シリーズ第2巻1章「道徳の神経哲学」でも詳しく紹介した）。これは報酬の他に、他者との関係（社会性）が複雑に絡み合った状況でのゲームである。2人のプレイヤーが、2つの方略（協力、非協力）のどちらかを選ぶことで行われるこのゲームは広く環境問題や価格競争などの分野での問題解決の手段に使われている。2011年のリリングらの囚人のジレンマゲームを用いた実験によると、非協力を選択するヒトは協力を選択するヒトと比べて

帯状皮質（競合する行動の選択にかかわる）や背外側前頭皮質での活動レベルが高いことが示されている。お互いの選択に対して、承認するか拒否するかという判断ステージを付け加えた囚人のジレンマゲームも工夫され、fMRIより扱いやすいfNIRS（機能的近赤外分光法）を導入した実験も報告されている（2章）。

1章と2章ではさらに、利他行動、いじわる行動、寄付行動、さらに分配行動について興味深い研究が紹介される。利他行動は内側前頭皮質とその関連領域がかかわるという。社会に貢献することで、自分は多少損をしても結果的に社会の中で生きやすくなるという報酬を得ることとなり、それを報酬系が支えているという構図は十分にあり得る。一方では、社会脳仮説に基づけば、ヒトは生き残るために、いじわるを身につけてきた可能性があるという。他者に対する妬みもその一つであり（本シリーズ第1巻6章「他人の不幸は蜜の味」参照）、ヒトの本質にはいじわるがあるのかもしれないが、この点についてはさらに研究を深める必要がある。

寄付行動についても面白い例があげられる。貧しい人々への寄付行動のfMRIによる脳イメージング研究を実施したモルら（Moll et al. 2006）の研究によると、自発的な寄付が脳内では報酬と同様の価値をもつことが線条体や腹内側前頭皮質の活動の観察から推定されるという。感情が理性と並んで道徳判断に重要な役割を果たすというモルらの皮質辺縁系統合モデル（第2巻1章「道徳の神経哲学」参照）で説明がつきそうである。分配行動については、サンフェイら（Sanfey et al. 2003）が最終提案ゲームを用いて、相手の不公平な分配行動に対する脳活動をfM

RIによる計測で調べたところ、島皮質が有意に活動したと報告しており、脳内には社会的不公平をモニターするネットワークがあり、プレイヤーの拒否率と比例することが示唆され興味深い。第2巻で取り上げた社会規範としての良心や道徳の役割がニューロエコノミクスの切り口からも見えてくるのが面白い。

3章では、生理的報酬と内発的報酬を中心に、報酬の多様性と快のかかわりが検討されている。とくに、生理報酬と内発的報酬と直接結びついたものではないが、その獲得が快をもたらすと考えられる報酬に注目し、これを内発的報酬と捉えている。芸術を楽しんだり、恋人を思ったり、賞賛を受けたり、他者と協力するような状況で快を感じる場合が多いが、これはいずれも内発的報酬に属すると想定する。そして、この報酬にかかわって活性化を見せる領域が、生理報酬にかかわって活動する報酬系領域ときわめて類似していることが指摘される。

快の程度と報酬系の活動量についてみると、絵画の美しさと前頭眼窩皮質の活性化量の間に相関が認められるという報告（本シリーズ第4巻1章「視覚芸術の神経美学」参照）も内発的報酬の量的変化とかかわるようである。また、サルを用いたディーナーら（Deaner et al. 2005）の実験では、サルは見たいものの価値をジュースといういわば「通貨」に換算し、見たさに応じた通貨の量で支払いすることが紹介されており、ここでも内発的報酬の量的変化が見られて興味深い。前頭葉には生理報酬に応じるニューロンがあることは知られていたが、加えて内発的報酬に応じるニューロンもあることが示されたのである。

また、2頭のサルに対戦型シューティングゲームをさせ、勝ったサルは報酬（ジュース）がもらえ、負けたサルは何ももらえないという競争事態下で、前頭前野外側部からニューロン活動を観察したところ、同じ報酬でも、競争で勝って得たときの報酬は競争なしに得た場合より、大きな活動の変化を示したという。競争の相手がいることが同一の報酬の価値を高め、またやる気も高めている点でサルにも社会性があることがニューロエコノミクスの視点から窺えて面白い。ある研究のfMRI実験では、「お金の支払い」という罰から回避できたときにも前頭眼窩皮質に報酬を得たときと同じ応答がみられ、支払いという嫌悪事態の除去自体が奇妙にも報酬になっているという。報酬が文脈によって相対化され如何様にも変わることを示しており、社会脳の文脈依存性に改めて驚かされる。

3種の報酬のうち生理報酬は側坐核、学習的報酬は尾状核、内発的報酬は主に前頭前野の外側や内側領域が活性化することが多いこと、反対に前頭眼窩領域はどの報酬に対しても活性化を示す傾向があることが指摘される。側坐核や尾状核など大脳基底核での活動は時間的に先行し、かつ無意識であるのに対し、前頭前野での活動は基底核での処理後であり意識化されるといえるかもしれない。またここでは内発的報酬を学習獲得的要素を含むものと含まないものに分けることが必要であるとの提案がなされている。美しさを報酬と捉える神経美学とニューロエコノミクスを共通の報酬系で論議する前提として、この提案は重要な将来的検討課題のひとつとなるだろう。

4章では、価値の生成と意思決定の神経機構が論じられる。この章では、意思決定、特に価値

の生成に関わる最近の研究をレビューすることで、その脳内機構を理解する。近年、1章から3章までで見てきたように、大脳基底核の線条体は、価値の生成に重要な役割を果たすことがわかってきた。とくに、感覚情報が運動情報に変換される過程で、脳の「意思決定のボックス」のなかでどのような情報が選ばれて運動の実行に導かれるのかを考える。

線条体には中脳の黒質緻密部と腹側被蓋野のドーパミンニューロンからの入力があり、ここでの報酬予測誤差情報（予測された報酬と実際に与えられた報酬の差）が、大脳皮質から送られてくる感覚や運動情報と結びつき、さらに前頭葉に送られることで価値が生みだされるという。たとえば、野本ら (Nomoto et al. 2010) は、画面上を様々な方向に動く多数のドットのうち、どの方向に動くドットが多いかをサルに答えさせるというランダムドットモーションによる報酬予測課題を行わせ（報酬はジュース）、その際の線条体のドーパミンニューロン活動を観察したところ、計算された予測誤差情報が報酬系諸領域に送られていることを確認している。この報酬予測誤差についてのシュルツら (Schultz et al. 1997) の提案が、今日の意思決定研究の発展のもととなったことが紹介される。

さて、私たちの意思決定にかかわる脳には、文脈の影響を受けずに価値を計算するシステムと、文脈によって価値を変えるシステムの2つの神経システムがあるという。レルミットら (Lhermitte et al. 1986) によると、前頭前野に障害をもつ患者では、たとえば他人の家に招かれ、寝室を見たとたんにベッドにもぐりこむようなケースがあるという。ベッドにもぐりこむこと自

体は、おかしな習慣ではないが（文脈の影響を受けない）、他人の家に招待されているという文脈では、当然抑制されるべき行動である。これは、文脈に依存した意思決定のコントロールができないケースであるといえる。報酬と同様に意思決定も文脈によって相対化されるということであろう。文脈とか情況は社会脳のはたらきに決定的な影響をおよぼしているが、それらがすべて意識とかかわるかどうかも考える必要がある。

つぎに、意識と意思決定のかかわりを考えてみる。意思決定はふつう意識的と思われることが多いが、無意識に決定されることもある。下條ら (Shimojo et al. 2003) は2枚一組になった異性の写真を見せ、どちらの写真の人物が魅力的かを判断させ、判断の前に無意識な目の動きを観察した結果、結果的に選ぶことになる写真の方を多く見ていることを見いだした。つまり、意思決定はまず無意識な決定が先行し、意識的な判断はその結果を受けているに過ぎないという解釈である。キムら (Kim et al. 2007) はこの問題をfMRIで検討した結果、先行する意思決定は側坐核の無意識な活動とかかわり、一方、前頭前野内側領域の活動は意識的な理由づけを反映するものではないかと考えた。この場合、側坐核の活動が意識を伴わない一方、後追いの理由づけは意識を担う前頭前野とかかわると考えることはできよう。以上から、脳はまず皮質下の報酬情報処理にかかわるシステムで無意識的にどちらを選択すべきかを決め、その後、大脳の前頭前野皮質に送られて意識化され理由づけされるが、場合によってその判断は皮質下の判断とは合わないこともあると考えられている。まるで、二重人格者のように見えるが、衝動買いなどはこれで説

明がつきそうである。

本章では、私たちの意思決定にはモデルフリーシステム（イベント・報酬関係を確率的に結びつけて価値を計算する哺乳類に共通の下位システム）とモデルベースシステム（直接経験による連合をカテゴリーで結びつけ、価値の予測を計算する霊長類に固有の上位の知性的システム）があり、両者の協調と競合によって意思の決定がなされると考えられている。坂上ら（Sakagami et al. 2001）はベッドにもぐりこもうとする前頭前野の障害患者に観察される行動は、上位の神経機構であるモデルベースシステムによる、下位の神経機構であるモデルフリーシステムのはたらきへの抑制がうまくゆかなくなったケースと考えている。両システムについては未解明の部分が多いが近い将来、社会脳からの検討が待たれる。

最後に5章では、報酬系に3つのタイプの情報表現（刺激・行為の価値、報酬の期待、報酬予測誤差）があり、これらの情報表現の相互作用によって、報酬系がそのはたらきを実現していると いう考えが解説されているが、そのうち、とくに報酬の期待の認知行動学的な意義が論じられる。将来に何か好ましいことが起きることを予想して待ち受けることが期待であるとすれば、期待は当然ながら、未来について考えることができる動物におのずから限定されることになる。そして、未来にかかわる思考には、大脳皮質の前頭前野皮質が大切な役割を果たしていると考えられるという。ところが、系統発生的にはこの領域が発達しているのは高等動物に限られるという。

この章では、報酬期待の認知行動学的な意義には、2つの側面があると考えている。1つは自

律神経系にはたらきかけて覚醒水準を上げることで、動機づけを高め、報酬獲得に向けて準備状態を形成することである。実際、報酬への期待が高まったときにも報酬によって活性化すること が知られている前頭前野背外側領域[2]（内側領域ではない）、頭頂連合野や下側頭皮質などにおいても報酬のめない前頭前野背外側領域期待に関連して活動する領域がやはり見いだされている。2つ目は報酬期待が強化学習において重要な役割を果たしているということである。報酬期待をもとに計算された報酬予測誤差を学習の強化信号として利用するモデルについては既に先行する各章で詳しく見てきた通りである。

刺激とそれに対する行動の価値は、連合学習の結果として形成され、その価値を表現するのは神経の可塑性に基づいて学習中に形成されるドーパミン作動性ニューロンによると考えられる。たとえば、小山ら（Oyama et al. 2010）はラットの実験で、このニューロンが予測に反して報酬が得られた場合は興奮性の、反対に予測に反して報酬が得られなかった場合には抑制性の応答をすることを見いだし、ドーパミンニューロンの活動がやはり報酬予測誤差を表すと考えている。

面白いのは、予測と実際の経験の間の隔たりが大きいほど応答が大きくなることで、報酬への期待の程度の違いが正確に映しだされていることである。一方、彦坂と渡邊（Hikosaka & Watanabe 2004）は、報酬の種類によっても予期のニューロン活動が変化することをサルの前頭眼窩皮質で見出している。たとえば、最初の試行ではサツマイモ、2番目ではレーズン、3番目の試行ではキャベツをそれぞれ与え、4番目の試行は無報酬であるような実験で、サルが課題遂

行中に前頭前野眼窩領域の細胞の活動を記録してみる。すると、遅延期間中にどの種の報酬が得られる（得られない）試行かによって活動が変わるニューロンが見いだされたという。つまり、特定の種類の報酬を期待したり、報酬が与えられないことを予期したりするニューロンがあることが推定されたのである。また、別の研究では、個々の試行を超えて長期的視野で報酬を期待するニューロンが前頭前野眼窩領域以外にも前部帯状皮質などから見つかっているという。

このような事実は、脳が報酬系以外の広汎な領域でも、常に現在をモニターしつつ近未来の報酬をさまざまに前向きに予測していることを示している。さらに、これが前頭前野背外側領域を中心にはたらく、未来への準備行動としてのワーキングメモリのはたらきとつながるものと考えれば、脳内の報酬期待の起源は壮大な人類進化の原動力となって作用してきたといえるだろう。

本巻のタイトルでもある「報酬を期待する脳」はまさに人類が、現在を通して未来を志向している存在であることを示している。報酬期待は自閉症、統合失調症、うつや認知症など現代に生きる人々を苦しめる社会適応障害を改善するためにも大きなヒントとなると思われる。今後、報酬系の研究が社会脳研究の広汎な領域に発展してゆくことを期待したい。

引用した諸文献については、各章の文献リストを参照していただきたい。本巻についても編集上でお世話になった新曜社の塩浦暲氏に感謝を表したい。

苧阪直行

注

[1] 本書ではニューロエコノミクス（neuroeconomics）と神経経済学は同じ意味で使っている。最近は、ニューロエコノミクスという表現が神経経済学より一般的になってきた上、ニューロエコノミクスという用語は行動経済学（behavioral economics）と神経経済学を分けて考える上で都合がよいので、とくに序論ではもっぱらこの用語を用いた。

[2] 前頭前野背外側領域は前頭葉の外側面に対応しDLPFC（dorsolateral prefrontal cortex）と表記され、一方前頭前野内側領域は内側面に対応しMPFC（medial prefrontal cortex）と表記される。DLPFCはワーキングメモリの実行系機能とかかわり、MPFCは他者の心の推定などのはたらきとかかわると考えられている（詳しくは第3巻『注意をコントロールする脳』参照）。

目　次

「社会脳シリーズ」刊行にあたって　i

社会脳シリーズ5『報酬を期待する脳』への序　ix

1　神経経済学が社会脳科学に与えるインパクト ── 春野雅彦　1

はじめに　1
脳の報酬系と強化学習　2
ゲインとロス　10
不確実性　13
分配行動　14
ニューロマーケティング　23
おわりに　25

2　神経経済学が明らかにする社会脳 ── 長塚昌生・二本杉剛・品川英朗・西條辰義　27

はじめに　27

3 報酬と快 —— 生理的報酬と内発的報酬　　渡邊正孝

はじめに ... 59
報酬は多様である ... 60
サルは見たいもののためには身を切って支払いをする ... 67
社会的文脈による報酬の価値の変容 ... 70
競争に伴う報酬の価値の上昇 ... 71
嫌悪刺激の除去は報酬となる ... 76
異なった種類の報酬とそれに応じる脳部位 ... 79
残された問題 ... 82

利他行動といじわる行動の認知過程の解明 ... 31
寄付行動における脳内メカニズム ... 39
協力行動と前頭葉機能 ... 48
おわりに ... 55

4 価値の生成とその神経機構　　坂上雅道

はじめに ... 85
意思決定とは ... 86

線条体―中脳ドーパミン回路と価値の生成 … 88
意思決定に関わる2つの神経回路 … 95
モデルフリーシステムとモデルベースシステム … 101
推論と前頭前野 … 105
おわりに … 108

5 報酬期待の神経科学　　筒井健一郎・小山 佳 … 113

はじめに … 113
報酬期待の認知行動学的意義 … 114
脳の報酬系 … 116
刺激と報酬の連合（刺激の価値）のニューロン表現 … 117
行為と報酬の連合（行為の価値）のニューロン表現 … 120
価値表現を形成するための強化信号として働くドーパミン … 122
報酬の期待に関係したニューロン活動 … 127
脳内における報酬期待の起源 … 130
報酬系における3つの情報表現とそれらの相互作用 … 131
今後の展望 … 134

文献 (1)
事項索引 (3)
人名索引 (7)

装幀＝虎尾　隆

1 神経経済学が社会脳科学に与えるインパクト

春野雅彦

はじめに

神経経済学、あるいはニューロエコノミクス（Neuroeconomics）という言葉を聞くようになり久しい。経済学の立場から見ると、ヒトの経済行動の背後にある神経メカニズム、特にヒトが経済学理論の観点からすれば非合理的に振る舞う場合の神経メカニズムを調べる研究分野である。一方で、神経科学の立場から見ると、お金や資源を定量的に扱う経済学の枠組みを導入することで、意思決定や個体と個体の相互作用を対象とする社会神経科学の課題設計や解析方法の定量化が可能となる。このように等しく定量化を志向する神経経済学と計算論的神経科学が融合することで、強化学習理論（どのように行動を通して多くの報酬を得る手だてを学習するかをモデル化する

では こうした研究の流れについて、いくつかの研究を紹介する。

脳の報酬系と強化学習

ドーパミンニューロンと強化学習

大脳皮質から大脳基底核への入力部に当たる線条体は典型的な報酬系部位（図1–1）である。線条体はさらに細かく分類すると下部に存在する側坐核、上部に存在する内側の尾状核、外側に存在する被殻からなる（図3–1参照）。おおまかに言って側坐核は快・不快報酬両方の報酬の基本的な処理に関与しており、発生学的に古い部位である辺縁系と強いコネクションを持つ。一方、線条体の上部に位置する尾状核、被核は多くの大脳皮質領域から入力を受けているため、大脳皮質から得られる環境情報と報酬情報を結び付けて状況に依存した適切な行動パターンを選択、学習するのに最適な場所であると考えられている。ここではまずこの考えを形式化した大脳基底核の強化学習仮説を説明する（Houk et al. 1995; Montague et al. 1996）。

基本的な強化学習アルゴリズムである時間差（Temporal Difference: TD）モデルでは、ある時

刻 t の文脈（環境情報）s における価値関数 $V(s,t)$ を試行錯誤により学習することを目的としている (Sutton & Barto 1998)。価値関数 $V(s,t)$ はその文脈の価値を表現しており、厳密には文脈 s からスタートした将来（無限まで先の時間）までの報酬の最適期待値で、以下の式で表すことができる。

$$V(s,t) = E\left\{\left(\sum_{k=0}^{\infty} \gamma^k r_{t+k+1} \mid s_t = s\right)\right\} \quad (1)$$

式中の γ はすぐに貰える報酬を重視し将来貰える報酬を割り引くための変数で、割引率と呼ばれる。たとえば γ が 0・95 だとすぐに貰える報酬に比べて次の時点で貰える報酬は同じ量でも 0・95 倍の価値になる (Tanaka et al. 2004)。平たい言葉で言えば、価値関数が表すのはその状況からはじめてうまい選択を行えば、平均的にどれくらいの報酬が得られるかということである。この価値関数さえ学習してしまえば、行動の選択は価値関数の最大を達成するように行

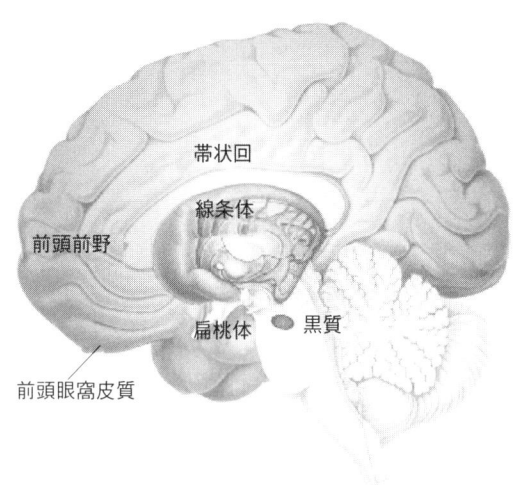

図1-1 意思決定に関わる主な脳領域（カラー口絵参照）

帯状回
線条体
前頭前野
扁桃体　黒質
前頭眼窩皮質

価値関数 $V(s, t)$ は以下のように変形できる。つまり、時刻 t の文脈 s における価値関数 $V(s, t)$ は次に貰う報酬 $r(t)$ とそこから先を見た価値関数 ($V(s, t+1)$) を γ 倍して加えたものである。

$$V(s, t) = r(t) + \gamma V(s, t+1)$$

これから仮に価値関数を完璧に学習できていれば

$$\delta(t) = \gamma V(s, t+1) + r(t) - V(s, t) = 0$$

が成り立つことがわかる。そこでTDモデルでは、この報酬予測誤差 $\delta(t)$（予測した報酬と実際の報酬の違い）を減少させる方向に価値関数 $v(s, t)$ の更新を進める。α は学習率と呼ばれ、更新のスピードをコントロールする変数である。

$$V(s, t) \leftarrow V(s, t) + \alpha \delta(t)$$

$$\delta(t) = \gamma V(s, t+1) + r(t) - V(s, t) \qquad (2)$$

TDモデルの学習信号である報酬予測誤差 $\delta(t)$ の主な特徴として以下の二点が挙げられる。

1. 報酬が予測できない学習初期には、報酬を受け取るタイミングで報酬予測誤差 $\delta(t)$ が大きな値をとる。
2. 学習の進行で報酬予測が容易になるともはや報酬を受け取るタイミングで報酬予測誤差 $\delta(t)$ は大きくならず、報酬のタイミング以前に文脈が変化して未来の報酬の到来を検知したとき ($V(s, t+1)$ が大きく変化するとき)、$\delta(t)$ が大きくなる。

つまり報酬予測誤差 $\delta(t)$ は学習の初期では報酬を受け取ったタイミングで大きくなるが、学習が進行するとむしろ報酬を予測できる文脈情報が現れた時点で大きくなる。

シュルツはサルの黒質緻密部および腹側被蓋野のドーパミンニューロンの発火活動が式 (2) の報酬予測誤差の振舞いと極めて良く一致することを発見した (Schultz et al. 1992)。この報酬予測誤差に基づいて線条体で価値関数の学習が行われると考えるのが大脳基底核の強化学習説 (Houk et al. 1995; Montague et al. 1996) であり、シュルツのグループの歴史的発見は意思決定の脳科学、神経経済学に極めて重要な意味を持つ。

われわれの研究を例に、ヒトの線条体で報酬予測が獲得される様子を見てみよう (Haruno & Kawato 2006)。被験者に機能的磁気共鳴画像 (fMRI) 装置の中で3種類の視覚刺激それぞれ

に対して左または右のボタンを押すと50円の報酬を貰える確率が0.8、反対のボタンだと確率が0.2という条件で、各視覚刺激にどちらのボタン押しが有利であるかを試行錯誤で学習してもらった。学習中の報酬予測誤差は既に説明したとおり学習初期では実際に報酬を貰えるタイミングで大きく、学習が進むと視覚刺激が提示されるタイミングで大きくなる。線条体でそのような予測誤差と対応する活動が見られるか、強化学習の計算モデルと脳活動の相関解析により検証した。

図1—2はこの課題における被験者の学習前半と学習後半の被核（左側の図の赤い領域、ちなみに水色の領域が尾状核）の活動を示す。右側のプロットに示すように、学習前半（赤）には視覚刺激に対する反応は小さく、報酬に対する活動が大きい。これは被核でドーパミンニューロンからの投射による学習が進行するという見方と整合性が高い。これに対し学習後半（青）では報酬に対する活動が減少し、視覚刺激に対応する活動が増加している。すなわち、このとき被核の活動は学習が進んだ報酬予測に対応すると考えられる。大脳基底核と強化学習アルゴリズムの関係は神経経済学の重要な基盤の一つである（O'Doherty et al. 2003）。

報酬に関連する脳部位は、ここに現れた線条体や黒質に限らない。長期間の報酬の累積やそれに基づく判断に関与することが知られる前頭眼窩皮質、競合する行動の選択に関わる帯状回皮質、快・不快の情動に関わる島皮質も報酬系の脳部位である（図3—1参照）。さらに従来は恐怖刺激に対する反応が強調されてきた扁桃体も快・不快、双方の報酬予測に関わることが、近年明らか

被核

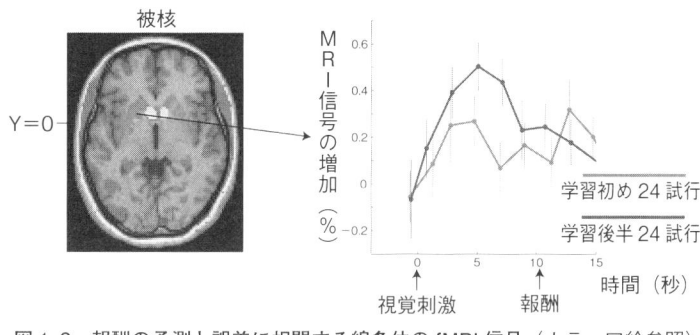

Y=0

図1-2 報酬の予測と誤差に相関する線条体のfMRI信号（カラー口絵参照）

ドーパミンニューロンの多様な振舞い

前節ではキューに対する一つの行動が報酬をもたらす場合に、ドーパミンニューロンの発火パターンと強化学習理論の報酬予測誤差が良く対応することを見た。式（1）や（2）の定義にあるように、将来複数の報酬が貰える場合にも、ドーパミンニューロンは報酬予測誤差に対応する活動をするのだろうか？榎本らはこの問題を調べるために日本ザルにマルチステップ（multi-step）報酬課題を訓練し、ドーパミンニューロンからの電気生理記録を行った（Enomoto et al. 2011）。

図1-3（a）にあるように、サルはキー押しが可能な3か所のうち1か所のみで報酬が貰える三択課題を行う。選択はランダムに行うしかないので、サルが1、2、3回目の試行で報酬を貰える確率はそれぞれ1/3、2/3、1となる（図1-

にされている重要な部位である。これら全ての脳部位はドーパミンニューロンからの投射を受けている。

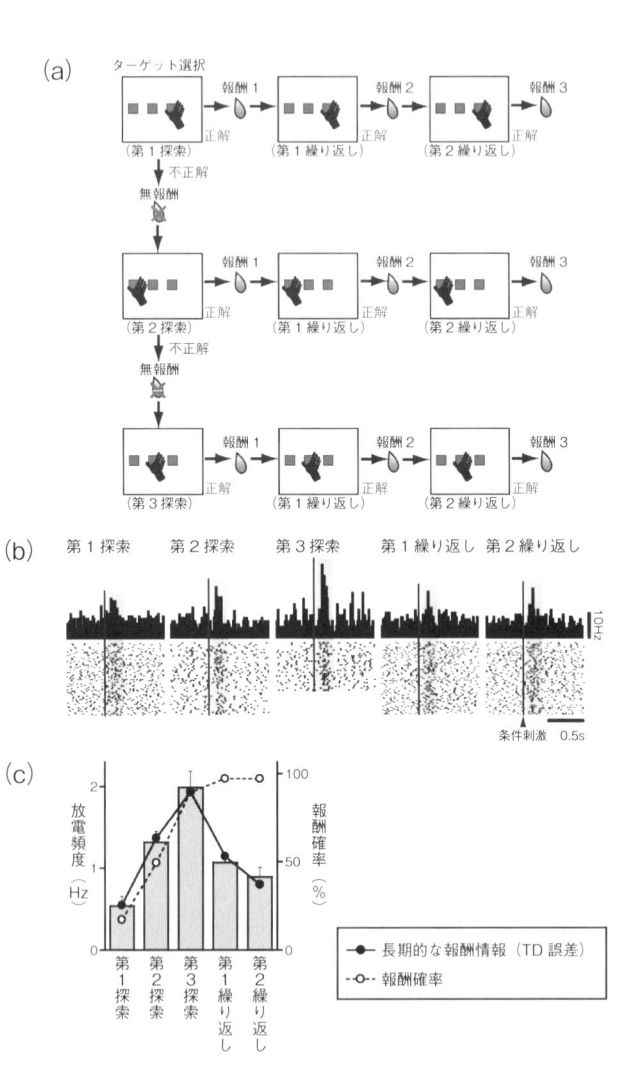

図1-3 サルの多段階報酬課題とドーパミンニューロンの発火（カラー口絵参照）

将来の複数報酬を考慮した報酬予測を学習。

3（c）、点線）。さらに、あるキーで報酬が貰えたあと、サルは同じキーを押すことであと2回確率1で報酬を得る。

もしドーパミンニューロンの報酬予測誤差の表現が1試行毎の期待報酬を表すならば（過去の価値は0と見なす）、その活動パターンは図1-3（c）の点線のようになるはずである。他方、式（1）のように将来の複数報酬にわたる期待値を表すならば、図1-3（c）の実線のように逆V字形になるはずである。図1-3（b）に記録したドーパミンニューロンの発火率のヒストグラムを典型的な細胞のラスタープロットと共に示す。これらの結果は、ドーパミンニューロンが将来の複数の報酬があるときも（1）式や（2）式で表現される報酬予測誤差を表現することを示唆する。

ドーパミンニューロンが表現する報酬予測誤差は学習に使われる信号であり、含まれる情報が適切であればそれだけ学習の効率は上がる。そのためドーパミンニューロンの誤差表現に文脈に応じた多様性がある可能性が指摘されていた（Haber et al. 2000; Haber 2003; Haruno & Kawato 2006b）。最近、ドーパミンニューロンの振舞いの多様性を示す結果が得られ始めている。松本らは、報酬刺激と嫌悪刺激（エアパフ）を用いた課題をサルに訓練し、ドーパミンニューロンの発火を計測した。その結果、報酬に反応し、嫌悪刺激に対して活動を減少させるグループと、報酬、嫌悪刺激に同じように反応するグループの存在が報告されている（Matsumoto & Hikosaka 2009; Bromberg-Martin et al. 2010）。今後は異なるグループのドーパミンニューロンがどう使い分けら

れるのかが、重要なテーマとなるであろう。

ゲインとロス

　良く見られるように経済状態が良いとき、悪いときで人々の行動選択パターンが大きく変わるのはなぜだろうか？　金銭の絶対的量ではなく、ある基準からのプラス、マイナスの相対的位置が持つ強い心理的影響を初めて形式化したのが、後にノーベル経済学賞を受賞したカーネマンとトヴァスキーによるプロスペクト理論（prospect theory）である（Kahneman & Tversky 1979）。プロスペクト理論における利得関数 U は次式のように可能な報酬の価値関数の期待値の形で表現される。ただし、r_k は k 番目の報酬、N は可能な結果の数、V は価値関数、p_k は r_k の確率、w は心理的な確率を表す非線形関数である。

$$U = \sum_{k=1}^{N} w(P_k) V(r_k)$$

　プロスペクト理論では参照点からのロスに対してゲインよりも急峻な価値関数の変化を想定し（図1-4の左）、心理的な確率 w が0より少しでも大きいと急激に立ち上がり、1より少しでも小

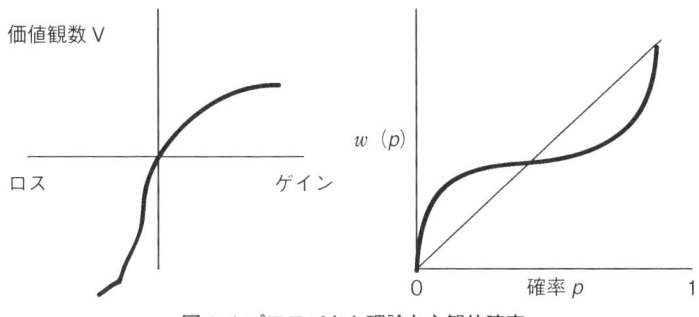

図1-4 プロスペクト理論と主観的確率

さいと急激に減少するとする（図1-4の右）。プロスペクト理論はこの二つの仮定からヒトの多くの現実的な意思決定を説明する。以下のような例が良く知られる。

A　1万円を貰ったうえで、二つの選択肢がある。選択肢1では、さらに5000円貰えることが保証されている。選択肢2では、サイコロを振って偶数の目が出ればさらに1万円貰えるが、奇数の目が出れば何も貰えない。

B　2万円を貰ったうえで二つの選択肢を提示されたとする。選択肢1では、5000円を確実に取られ、選択肢2では、サイコロを振って偶数の目が出れば1万円取り上げられるが、奇数の目が出ればそのままである。

Aでは1を、Bでは2を選ぶ被験者が多い。それはロスの影響が主観的に大きく感じられることと確率の非線形性から、ゲインの場面では危険回避的であるが（確実性を好む）一方で、損失局面では危険追求的となる（賭を好む）ためである。

近年プロスペクト理論と関連する神経科学の研究が行われるようになった。金銭ゲインとロスに関係する脳活動をfMRIにより比べたデルガドらの研究では、ゲインでは線条体の活動が見られたが、ロスでは活動がベースライン以下に減弱したと報告している (Delgado et al. 2000)。プロスペクト理論のより直接的対応として、トムらは各被験者の危険回避的行動と側坐核の活動の減少との間に相関を見出している (Tom et al. 2007)。サマネッツ-ラーキンらはゲインとロスに関連する脳活動を12名の青年グループ (19〜27歳、女性6名) と12名の年長グループ (65〜81歳、女性6名) で比較している (Samanez-Larkin et al. 2007)。両グループにおける線条体と島皮質の脳活動はゲイン条件では変わらないが、ロス条件では年長者グループで優位に減少することが示された。ゲインとロスが学習に及ぼす影響が年代により異なることを示す点で興味深い。

ゲインとロスが学習に及ぼす影響も社会の構成、法システム、教育などに関連する重要なテーマである。ペシグリオーネらは、強化学習の項で説明したのと同様な確率的な視覚刺激の弁別課題を、学習により報酬が増えるゲイン条件と学習により報酬の減少が抑えられるロス条件で被験者に行わせた (Pessiglione et al. 2006)。その際に、ドーパミンの促進剤であるL-ドーパ、拮抗剤であるハロペリドールを被験者に投与して、学習に対する影響を見た。その結果、学習によって報酬を増やすゲイン条件のみ、ハロペリドールグループと比較してL-ドーパグループで速い学習を示し、ロス条件では少なくとも部分的に働く報酬関連部位が異なることを示唆する。さらに著者らは (2) 式で表現さ

れる報酬予測誤差、および罰の予測誤差と相関を示す脳部位として、それぞれ被殻および側坐核、島皮質を見出した。

不確実性

式（1）（3ページ）のような最も基本的な意思決定のモデルでは、利得の平均値によってのみ行動が決まると仮定されている。しかしながら、平均値が同じでもその確率分布のばらつき具合は異なるし、そもそも世の中ではその確率分布が正確にわかる場合はむしろまれであろう。プロスペクト理論の項で一部説明したように、確率的な不確実性は人の行動選択に大きな影響を及ぼすことが知られており、決定的な場合とは異なる神経機構が関わることが推測される。確率的な不確かさは両者に関与する脳部位がわかった「リスク」と確率分布すらわからない「曖昧性」とに分けられるが、スウらは確率分布に関与する脳部位を比較した (Hsu et al. 2005)。その結果、行動選択における曖昧性の増加と相関して前頭眼窩皮質と扁桃体の活動が増加し、線条体の活動は逆相関を示した。またこれまで説明した先行研究と同様に、線条体の活動は期待報酬値と相関を示した。ヒュッテルらは被験者のリスクと曖昧性を好む度合いが各々、後部頭頂領域、背側前頭前野の活動と相関することを示している (Huttel et al. 2006)。これらの結果はリスクが単に曖昧性の特殊な場合で

はなく、両者が異なる情動を呼び起こすことで、少なくとも部分的には意思決定に異なる脳部位が関与することを示唆する。

分配行動

ここまでは個々の主体における報酬や罰の処理の脳内メカニズムついて見てきた。次に、他者との相互作用を伴う経済活動において基盤となるお金や資源の分配に関わる神経メカニズムについて少し詳しく見る。国家間における資源や領土の分配から、家族や友人の間で金品を分配するまで、分配行動はヒト社会で極めて大きな位置を占める。ここでは分配行動の背後に潜む神経機構が単一と見なせるのか、それとも複数のシステムの集合体として捉えるべきであるのかを中心に見ていく。

背外側前頭前野の働き

分配行動を調べる際によく使われる課題として、最終提案ゲームがある。最終提案ゲーム (Guth et al. 1982, Cameron 2003) では相手 (proposer) が予め決められた一定額のお金のさまざま

14

な割合での分配を提案し、被験者（responder）はその提案を受理するか拒否するかを選択する。被験者が受理すれば提案通りに配分される。一方被験者が拒否すれば被験者と相手の双方ともお金を手にできない。したがって、もし被験者が自分の報酬を最大にすることのみ考えるのであれば、どのような低い分配額であっても受理するはずである。実際の実験結果では30％より低い提案に対しては拒否する確率が高くなる。

クノッホとフェールらは最終提案ゲーム中の被験者に経頭蓋磁気刺激（TMS）を行うことで分配行動における背外側前頭前野の役割を調べた（Knoch et al. 2006; Knoch & Fehr 2007）。右の背外側前頭前野をTMSで連続刺激すると、不公平な提案を受理する割合がコントロール条件の10％程度から40％に上昇した。このとき、被験者が分配の公平性を7段階で主観的に評価した結果に変化は見られず、TMS刺激によって被験者が意識する不公平さ自体は変わっていないことを示唆する。また、左背外側前頭前野をTMS刺激してもこの効果は見られなかった。多くの先行研究により背外側前頭前野が他の脳活動の抑制に関与することが知られているので、最終提案ゲームにおける背外側前頭前野の機能は自分の取り分を少しでも多くしたいという動機を抑制することではないかと考えられている。

分配行動と情動

サンフェイらは最終提案ゲームを用いて相手の不公平な行動に対する脳活動をfMRIによる計測で調べた（Sanfey et al. 2003）。その結果、島皮質の活動が不公平な条件で強く、被験者の拒否率と正に相関することを示した。なお計算機プログラムが相手の場合には島皮質の活動が減少し、拒否率も著しく小さくなる。島皮質は痛みのような物理的不快感との関連が知られており（Craig 2009）、この研究は物理的な不快感と社会的な不快感の関係を示唆している。

このように自分の報酬を犠牲にしてでも不公平な提案を拒否することで、他者を犠牲にして自分だけ得をするただ乗り（freerider）を処罰する行動は利他的処罰行動と呼ばれ、協力的なグループを構成する基本メカニズムであると考えられている。この利他的処罰を可能にする神経メカニズムとは何であろうか？

ド・ケルバンらはヒトは利他的処罰に報酬を感じて行っているという解釈を提出している（de Quervain et al. 2004）。彼らが用いた信頼ゲームでは、参加者A、Bは最初10MU（Money Unit）ずつ持ち、AはBを信頼すればBに10MUを送る。10MUは3倍されてBは20MUをAに返すか返さないかを選択する。AはBの行動結果に基づき1分間考えてBを処罰する権利を持つ。著者らは陽電子放射断層撮影（PET）を用いてこの実験を以下の四つの条件で行った

16

（IC∶Bの選択が故意であり処罰にコストが必要、IF∶Bの選択が故意であり処罰にコストがかからない、IS∶Bの選択が故意であり処罰はシンボルとしての意味しか持たない、NC∶Bは計算機プログラムであり、その選択はランダム、処罰にコストが必要）。脳活動解析の結果、尾状核の活動は、IC、IF条件でIS、NC条件より有意に強く、処罰額と正の相関を示した。この結果から著者らは処罰自体が報酬となっていると解釈している。これに対して、前頭眼窩皮質と内側前頭前野は処罰したいがコストがかかる場合にかからない場合より強く活動する（IC-IF）。これらの脳活動は理性やジレンマの状況を反映すると考えられている。

処罰自体を報酬と捉えているかどうかは未だ決着のついていない問題であるが、自分が属する社会に貢献し他者から評価されることでその場では少々損をしても結果的にその社会の中で生きやすくなる、そういうメカニズムの一部を先天的に、あるいは後天的な学習によって報酬系の脳部位が担っていることは十分にあり得る。

直観的な分配行動と個人差

ヒトの分配行動に背外側前頭前野や島皮質といった脳領域が関与することを述べてきた。この分配行動が熟慮に基づいて行われるのか、あるいは直観に基づくものなのか、ヒトの分配行動を理解するうえで重要な問題である。分配行動における直観と関連する概念として社会心理学で直

1　神経経済学が社会脳科学に与えるインパクト

観的な社会的指向であるとされてきた社会的価値志向（social value orientation）（van Lange 1999）がある。

社会的価値志向は被験者に匿名の相手とのお金の分け方として好ましいものを、約10秒で三択から選んでもらうことで決定する（図1-5a）。個人の社会的価値志向が、実験室内におけるゲーム課題の行動のみでなく、地球温暖化防止に寄付するか、公共交通機関で通勤するか、保守政党に投票するかといった実社会の社会行動とも関連することが知られている（Bogaert et al. 2008）。選択肢1は自分と相手の報酬の和を最大にするので「向社会的」、選択肢2は自分の報酬を最大にするので「個人的」、選択肢3は差を最大にするので「競争的」と呼ばれる。われわれが監修協力をした日本科学未来館（東京）の企画展「波瀾万丈！おかね道」（2013年3～6月開催）に来場した3万4751人の方に図1-5aのような三択を7回やっていただき、各人が最も多く選んだ選択肢をその人のタイプとして社会的価値志向の特定を行った。その結果、66・37％が向社会的、28・31％が個人的、5・32％が競争的という結果を得ている。

社会的価値志向の背後に存在する神経機構を調べるために、全部で64名の被験者に課題を8回行ってもらい、6回以上一貫した選択をした39名の被験者（向社会的25名、個人的14名）に、脳活動を調べるfMRI実験に参加してもらった（Haruno & Frith 2010）。競争的な被験者は少数であるため、fMRI実験の対象としなかった。

fMRI実験（図1-5b）では、スクリーンに円周上からサンプルされた自分と相手の報酬のペアが36点提示される（図の例では、自分が36円、相手が177円）。被験者はペア提示後出来るだけ早くそのペアの好ましさを1〜4段階で評価し、ビープ音に合わせてボタン押しを行う。この課題を用いることで、各被験者の評価（EV）に自分の報酬（R_S）、相手の報酬（R_O）、両者の不公平さ（D_a 報酬の差の絶対値）がどう影響するか、以下の線形回帰分析により定量的に分析できる。

$$EV = W_{RS}*R_S + W_{RO}*R_O + W_D*D_a + C$$

向社会的な人が報酬の差を最少化するならば W_D は負の値をとるはずであるし、個人的な被験者が自分の報酬を重視するのであれば W_{RS} は正の値をとり、W_D は0となるはずである。実際の解析結果はそのようになった。

この行動差の背景にある脳活動を探るため、"自分の報酬（R_S）"、"相手の報酬（R_O）"、"差の絶対値（D_a）"の3変数と相関して活動する脳の場所を探した。次に、被験者グループ間でその場所に違いがあるか調べたところ、向社会的な被験者では、扁桃体の脳活動と"報酬の差の絶対値"に相関が見られた（図1-5c左）。一方、個人的な被験者では、扁桃体の活動は見られない。さらにこの扁桃体の活動から、各々の向社会的な被験者が、報酬のペアの評価において "差の絶対値"（不公平さ）を嫌がる程度（W_D）を予測できた（図1-5c右）。以上の結果は、向社会的な

a

	自分（円）	相手（円）
1	100	100
2	110	60
3	110	20

b

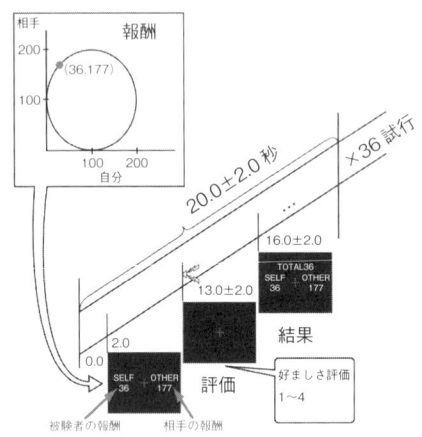

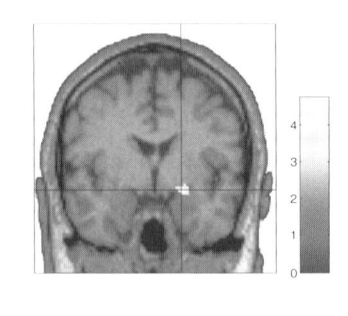

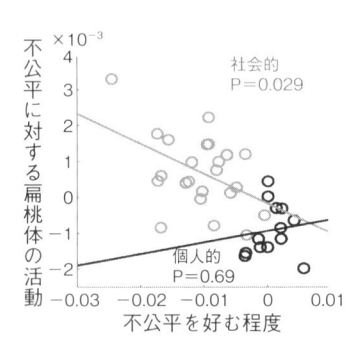

図1-5 社会的価値志向のfMRI実験課題と結果（カラー口絵参照）

a 被験者のグループ分けのための選択課題。1 向社会的 2 個人的 3 競争的選択

b 脳活動を計測するfMRI実験のための課題。報酬ペアを4段階で評価。

c 向社会的グループは扁桃体が自分と相手の報酬差の絶対値と相関する活動を示した。向社会的グループの各被験者が報酬ペアの評価において不公平を好む程度（W_D）と扁桃体の不公平に対する脳活動とに負の相関があった。

被験者は扁桃体の不公平に対する脳活動の影響で公平な選択をする可能性を示唆している。

次に、社会的価値志向と直観の関係を考察するため、ランダムな数列を記憶させ前頭前野に認知負荷をかけたうえで、向社会的な被験者39名と個人的な被験者20名に最終提案ゲーム課題をMRI装置内で行ってもらった（図1-6a）(Haruno et al. 2014)。もし社会的価値志向が直観に基づくならば、熟慮を使いにくい認知負荷条件で、向社会的な被験者は公平をより重視するため不公平な提案をより多く拒否し、一方で自己の報酬量を重視する個人的な被験者はより多く受け入れるという予想を立てた。実験の結果、向社会的な被験者は個人的な被験者より有意に高い拒否率を示した（図1-6b上）。さらに重要なことに、認知負荷のかかった状態（負荷条件）を認知負荷のない状態（無負荷条件）と比べると、向社会的な被験者の拒否率は上昇したのに対し、個人的な被験者の拒否率は低下した（図1-6b下）。このことは、認知負荷の存在により向社会的な被験者はより向社会的に、個人的な被験者はより個人的になることを意味し、社会的価値志向が熟慮よりも直観を反映するという見方と一致する。また、側坐核と扁桃体の脳活動は、認知負荷の存在下における向社会的な被験者と個人的な被験者の行動差を良く説明した（図1-6c、図1-6b の行動パターンと活動パターンの類似性に注意）。

われわれの実験結果は、扁桃体や側坐核の不公平に対する脳活動が直観的に公平な選択をすることに繋がることを示唆している。興味深いことに、最近のfMRIと薬理学を組み合わせた最終提案ゲームの研究では、GABA受容体の作用を亢進するベンゾジアゼピンを投与すると不公

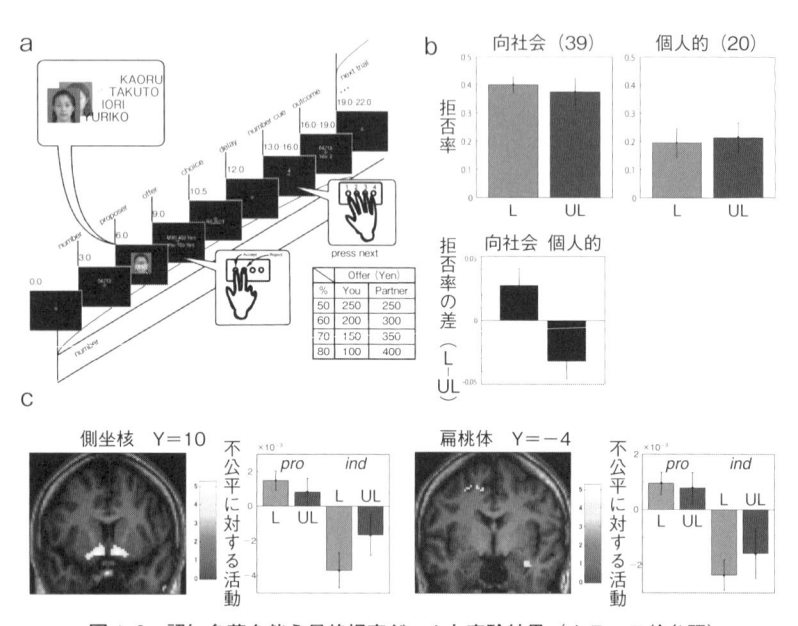

図1-6 認知負荷を伴う最終提案ゲームと実験結果（カラー口絵参照）

向社会的グループと個人的グループが認知的負荷をかけた最終提案ゲームをおこなった。

a 課題構成

b 認知負荷を掛けると、向社会的な被験者は不公平な提案をより拒否し、個人的な被験者はより多く受入れた。

c 向社会的な被験者、個人的な被験者の行動を反映する脳活動は側坐核と扁桃体に見られた。

平な提案の受け入れ頻度が増加し、そのとき扁桃体の活動が減少したことが報告されている（Gospic et al. 2011）。この際にアンケートによる公平性の主観評価は変化しなかったことはわれわれの直観に関する見方と整合性が高い。

また、最近の大規模な行動実験では、答える時間を10秒以内に制限すると

10秒以上の時間をかけた場合と比べて"協力"の選択が増加することが報告されている (Rand et al. 2012)。この結果も、社会的意思決定における直観システムの役割を示すのかも知れない。

ニューロマーケティング

神経経済学が取り扱う範囲はこれまで説明してきた典型的なお金の処理、やり取りから、より一般的な経済活動へと広がりを見せている。ここではニューロマーケティングについて紹介する。企業がマーケティングで良く利用する消費者へのアンケート結果が実際の購買行動と必ずしも対応しないことから、脳活動計測のマーケティングへの応用が期待されている。ナットソンらは、被験者に商品の写真を見せた後に価格を提示し、その商品を購入するかしないか判断する際のfMRI計測を行った (Knutson et al. 2007; 図1-7a)。

商品提示から価格提示にかけての8秒間の脳活動がその商品を購入したかどうか（選好 preference）と相関した脳部位として、側坐核、腹内側前頭前野、島皮質が特定された。図1-7bから、側坐核と腹内側前頭前野では購入した場合に活動が大きく、島皮質では逆に購入しない場合に活動が大きいことがわかる。ロジスティック回帰を用いて脳活動から各商品を購入するか、購入しないかの分類を行ったところ、これらの脳領域からはいずれもランダムより良い予測が行

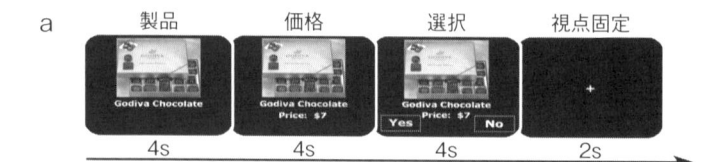

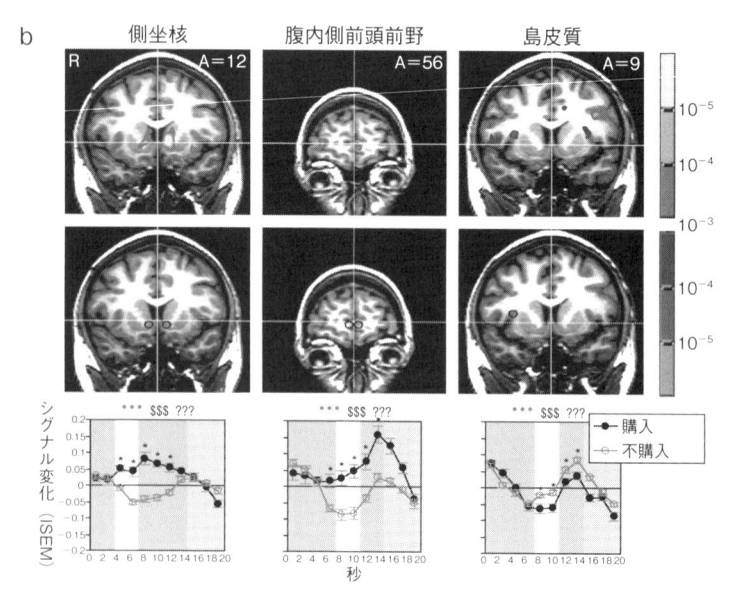

図1-7 商品の選好と相関する脳活動 (Knutson et al. 2007 より) (カラー口絵参照)

a 課題構成

b 商品提示から価格提示の8秒間の脳活動がその商品を購入したかどうか (preference) と相関した脳部位。側坐核、腹内側前頭前野、島皮質が相関を示した。

えた。トゥシェらはこのような脳活動からの購買予測が、その商品に注意を向けずに見ている際の脳活動からも可能かどうか検討した (Tusche et al. 2010)。その結果、腹内側前頭前野、島皮質の脳活動からの購買予測が注意の有無に関係なく、ほぼ同じ精度で行えた。

関連知識が商品の評価にどう影響するかも興味深いテーマである。全く同じワインでも値段が高いと聞くと美味しく感じることがあるが、腹内側前頭前野の活動と値段による影響の程度に相関が見られたと報告されている (Plassmann et al. 2008)。これらの研究から商品の評価における腹内側前頭前野の関与が示唆されるが、その計算メカニズムについては今後の研究課題である。

おわりに

本章では、意思決定に関する神経科学の定量的アプローチとして神経経済学を見た。典型的な例として、ドーパミンと強化学習の関係、分配行動の神経機構について述べた。神経経済学の対象は次第に拡大しており、本章では取り上げなかったが、オークション (Delgado et al. 2008; van den Bos et al. 2013) やバブル経済の分析 (De Martino et al. 2013) など、さまざまな経済現象に関する解析と理解が進んでいる。しかし同時に、他者との相互作用を伴う経済行動におけるドーパミンやセロトニンの機能といった基礎的問題も、主に動物実験が難しいという理由で多くは未解

決のままである。今後は、神経経済学と計算論的神経科学との融合がますます進み、両者の研究が同時並行的に進展するものと考えられる。

2 神経経済学が明らかにする社会脳

長塚昌生・二本杉剛・品川英朗・西條辰義

はじめに

1990年代から、さまざまな高次脳機能画像法が確立され、脳科学研究が急速に発展してきた。そのような中で新しく誕生した研究領域に「神経経済学（Neuroeconomics）」がある。神経経済学が誕生した背景には次の3つの要因があると考えられる。

まず、ヒトの意思決定の神経基盤を調べる研究において、報酬系の神経機構を理解する際に、経済学の効用理論のように観察できない個人の価値づけをモデル化し、実験で明らかにしようという神経科学の立場の考えである（Glimcher et al. 2004）。次に、従来の経済学における理論モデルの予測と実際のヒトの経済行動とが必ずしも一致しないことから、ヒトの脳活動を調べること

によって経済的意思決定のメカニズムを解明したいという経済学の立場での考えである。さらには、高速撮像技術の進歩と普及によって、多くの研究者が参入する環境が整ったことである。

現在では、さまざまなバックグラウンドを持つ研究者が参入しつつあり、神経経済学は学際的な研究分野となっている。個々の研究者によって、神経経済学の定義はそれぞれ異なるが、経済学者であるスミス（Smith 2003）によれば、「神経経済学は、個々の意思決定や社会的交換、あるいは制度の中で、脳（心）がヒトの行動に対していかに関与するかを研究する分野である」と説明している。

現在の神経経済学研究の動向は、大きく2つに分類される。そのひとつは学習モデルによる意思決定研究であり、もうひとつは社会的意思決定研究である。前者の目的は、報酬と学習の情報処理に関わる脳のプロセスを実験的に解明することで、確率報酬課題や遅延報酬課題などを利用して、報酬予期や報酬予期誤差に関与する線条体、中脳黒質、腹側被蓋野の役割を明らかにしてきた（Kable & Glimcher 2009）。また後者の目的は、社会的関係の中で、ヒトの行動がどのように決定されるのかを神経基盤から明らかにすることである。ヒトは常に社会の中で決断をして生きている。自己の意思決定が他者に影響を及ぼし、逆に他者が自己の意思決定に影響を及ぼすので、ヒトは他者の心理的・精神的状態を理解し、相手の行動を推測した上で、意思決定を行う必要がある。これを社会的意思決定と呼ぶ。このような能力があるのは、ヒトが適応の過程で社会脳を獲得してきたからだと考えられている（社会脳仮説、マキャベリ的知能仮説）。

この社会脳を理解し、社会的意思決定を分析するために有用な道具のひとつとして、ゲーム理論が挙げられる。経済学では、企業間競争、組織におけるインセンティブや情報の問題、オークションでの入札戦略など、さまざまな場面における人々の相互作用を分析する道具としてゲーム理論が応用されてきた。

ゲーム理論では、プレイヤー、戦略、および利得の3つの組をゲームと呼ぶ。各々のプレイヤーが自分の利得を最大化する戦略を選び、他の戦略を選ぶ動機がない状態の戦略の組み合わせを均衡として定義する。これを用いて、行動の予測が可能になる。プレイヤーは相手がどのような戦略を選ぶのかを考えながら、自分のとる利得を最大化する戦略を決める。観察が不可能な意思決定のプロセスで、利得最大化の仮定をおくことにより、自己と他者の戦略的状況をモデル化し、社会的な相互作用の結果を予測することができるのである。

囚人のジレンマゲームを例にとりあげよう。このゲームでは、2人のプレイヤーが、2つの戦略（協力、裏切り）のどちらかを選ぶ。自分と相手との選び方によって、図2−1のように4パターンの利得が決まる。かっこの右はプレイヤー1の利得、左はプレイヤー2の利得である。プレイヤー1はどちらの戦略を選べば利得が最大になるかという問題を考えよう。プレイヤー2が協力すると、プレイヤー1は協力で4、裏切りで5の利得を得る。プレイヤー2が裏切ると、協力で1、裏切りで2の利益を得る。したがって、プレイヤー1の利得が最大になる戦略は、相手がどちらの戦略をとってきたかにかかわらず「裏切り」となる。お互いの利得構造が対照であるの

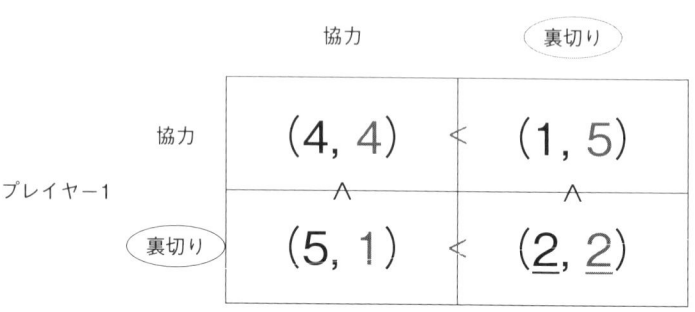

	プレイヤー2 協力	プレイヤー2 裏切り
プレイヤー1 協力	(4, 4)	< (1, 5)
プレイヤー1 裏切り	(5, 1)	< (2, 2)

図2-1 囚人のジレンマゲームの利得表（プレイヤー2, プレイヤー1）（カラー口絵参照）

で、均衡として（裏切り、裏切り）が実現すると予測できる。囚人のジレンマゲームは、環境問題、核開発競争、価格競争などのさまざまな分野での応用がある。

一方、実際の被験者を用いた実験研究によって、被験者の中には自分の金銭的利得だけでなく、相手の利得との関係を考慮して、戦略を選ぶプレイヤーが数多く存在することがわかってきた。相手に対して、利他的に振る舞ったり、相手との不平等を回避しようとしたり、ある いは自分の利得を下げてまで相手の足を引っ張ろうとする経済行動が観察されている。つまり、実際の被験者は、インセンティブとしてのお金以外に、他者との関係（社会性）が複雑に絡み合った状況を読み込んでゲームを行っているのである。これらの観察結果は、経済学者たちが、利他性や公平性などを入れた経済行動モデルを考え、さらに、高次脳機能画像法を用いて社会的意思決定の神経メカニズムの解明を目指す研究を行うひとつの動機になっている。

本章では、この他者との関係を考慮した社会的意思決定という視点から、神経経済学の研究を振り返り、われわれの研究室におけるいくつかの神経経済学実験の事例を紹介したい。

利他行動といじわる行動の認知過程の解明

利他行動といじわる行動

ヒトは、自分が得するわけでもないのに、他者を助けることがある。たとえば、貧しい人や困っている人に寄付したり、臓器を提供するドナーに登録したりすることがある。一方で、「出る杭は打たれる」と言われるように、ヒトは他者を落とし入れるようなこともする。これらの行為は、特別なことでなく、どこの国でも、どこの社会でも、よく見聞きするヒトの特性である。

経済学を含むヒトの社会行動を研究する分野では、これらの行動を、利他行動（altruistic behavior）といじわる行動（spiteful behavior）とそれぞれ呼んでおり、これまでに実験研究、実証研究、数理研究など多面的に研究されてきた。利他行動とは、自分の利得を減らして、相手の利得を増やす行為であり、いじわる行動とは、自分の利得を減らしてまでも、相手の利得も減らす行為である。これらの社会行動は、自分の利得を減らすため、自己の社会適応度を低下させる

行動であり、その点で非合理的だと言える。では、なぜヒトは利他行動やいじわる行動をするのであろうか？

利他行動やいじわる行動は、互恵的な行動であると示唆する研究結果がこれまでにたくさんある。互恵的とは、他者が自分に親切にしてくれれば、それに親切で報いるし、逆に、他者が自分にいじわるをすれば、いじわるをするという行動原理である。このような互恵的動機に基づいているのであれば、ヒトは相手の行動の意図を認識し、何かしらの評価を行う必要がある。そして、相手の行動への評価が動機となって、自分の行動を決定しているはずである。そのため、相手の行動を認知する過程に注目し、利他行動といじわる行動の動機について脳科学的アプローチを用いて研究を行った。

実験手順と課題

われわれは、右利きの男性被験者16名を、機能的磁気共鳴画像法（functional Magnetic Resonance Imaging, fMRI）を用いて撮像し、他者による利他行動といじわる行動を認知する脳機能を明らかにする目的で実験を行った（Nihonsugi et al. 2009より）。

実験では、互いに面識のない被験者4名が一つの部屋に集められ、実験課題の説明を同時に受

ける。被験者4名のうちMRIスキャナーの中で課題を行い、脳画像を撮像する被験者は1名だけである。そのため、実験の説明後に、くじ引きにより該当者を決定する。ここでは、便宜上、スキャナーの中で課題を行う被験者1名をIと呼び、スキャナーの外で課題を行う被験者3名をX、Y、Zとそれぞれ呼ぶ。実験は、被験者Iと被験者Xが組となって課題を行う「利得最大ラウンド」、被験者Iと被験者Yが組となる「利他ラウンド」、被験者Iと被験者Zが組となる「いじわるラウンド」から構成されている（図2-2参照）。さらに、ひとつのラウンド内には、前半と後半があり、前半はスキャナー外の被験者が意思決定をする課題が6回連続してあり、後半はスキャナー内の被験者が意思決定をする課題が6回連続してある。途中に休憩をはさみながら、60分程度の課題を行った。

実験では、下記の3つのタイプの利得表を用いて課題を行った。この表2-1（a）、（b）、（c）はスキャナーの外の被験者X、Y、Zが意思決定する課題のときに用いた表の一例である。利得表内の数値のパターンは毎回異なるが、いずれの利得表も基本的な形式・特徴は例示したも

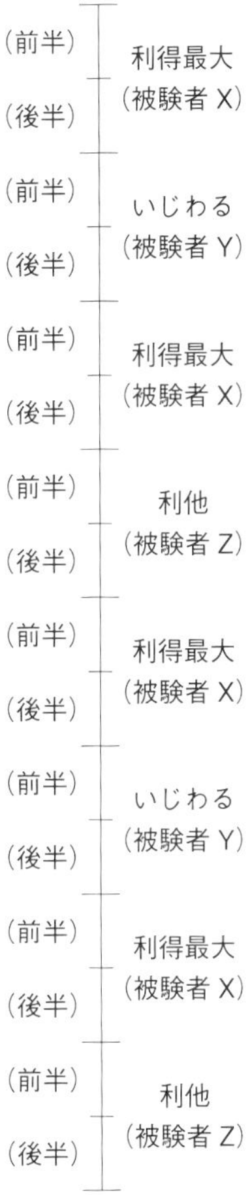

（前半）	利得最大（被験者X）
（後半)	
（前半）	いじわる（被験者Y）
（後半)	
（前半）	利得最大（被験者X）
（後半)	
（前半）	利他（被験者Z）
（後半)	
（前半）	利得最大（被験者X）
（後半)	
（前半）	いじわる（被験者Y）
（後半)	
（前半）	利得最大（被験者X）
（後半)	
（前半）	利他（被験者Z）
（後半)	

図2-2　実験全体の流れ

表2-1 各ラウンドの利得表

(a) 利得最大ラウンドの利得表

	A	B
被験者I	6000	6000
被験者X	6100	6000

(b) 利他ラウンドの利得表

	A	B
被験者I	9300	6100
被験者Y	6000	6100

(c) いじわるラウンドの利得表

	A	B
被験者I	2300	6100
被験者Z	6000	6100

のと変わらない。

ここでは、利他ラウンドで用いた表2-1（b）を使って、表の見方と課題を説明しよう。表2-1（b）では、被験者YがAを選択すると、被験者Iは9300ポイント、被験者Yは6000ポイントを獲得する。それに対して、Bを選択すると、被験者Iは6100ポイント、被験者Yは6100ポイントを獲得する。

被験者Yは6100ポイントを獲得する。なお、被験者は、得られたポイントに応じて謝金が支払われる。利他ラウンドの前半は、最初に、利得表が12秒間提示され、その後、2秒間のうちに被験者YがAもしくはBを選択する。なお、被験者Yが指示されて選択したことを知らない。ただし、スキャナー内で課題をする被験者Iは、被験者Yが指示されているうに指示されている。そのため、表2-1（b）の例では、Aを選択する。しばらくした後、結果画面が8秒間提示される。なお、スキャナーの中の被験者Iも被験者Yと同じ画面を、それぞれに割り当てられたモニタで見ている。このような課題を6回連続して行う。

次に、後半は、表2-1（b）の被験者IとYの数値を逆転させた利得表を用いて、被験者Iが選択する課題を行う。まず、利得表が12秒間提示され、その後、被験者Iが選択する。しばら

34

くした後、結果画面が8秒間提示される。このような課題を6回連続して行う。合計12回の課題が1つの利他ラウンドである。この利他ラウンドの特徴は、被験者YがAを選択するとBを選択したときに比べて自己の利得が少しだけ減少するが、被験者Ⅰの利得が大幅に増える点である。

いじわるラウンドや利得最大ラウンドでも、利他ラウンドとは特徴の異なる利得表を用いて、利他ラウンドと同様の課題を行う。いじわるラウンドの特徴は、被験者ZがAを選択するとBを選択したときに比べて自己の利得が少しだけ減少するが、被験者Ⅰの利得が大幅に減る点である。利得最大ラウンドの特徴は、被験者XがAもしくはBのどちらを選ぼうとも、被験者Ⅰが獲得するポイントには影響を与えることができない点である。つまり、利得最大ラウンドでは相手の利得に影響を与えない、または相手から影響を受けない環境であるため、相手の自分に対する意図が何もない状態である。

利他行動といじわる行動の認知過程に関わる脳領域

ここでは、利他行動やいじわる行動の認知に関わる脳機能を調べるために、スキャナー内で課題を行った被験者が、相手の選択結果を見ているときの脳活動を分析した。相手の意図が全くない利得最大ラウンドをベースラインとし、利他ラウンドやいじわるラウンドと比較することで、利他的な意図といじわるな意図を認知する脳機能を計測することができる。

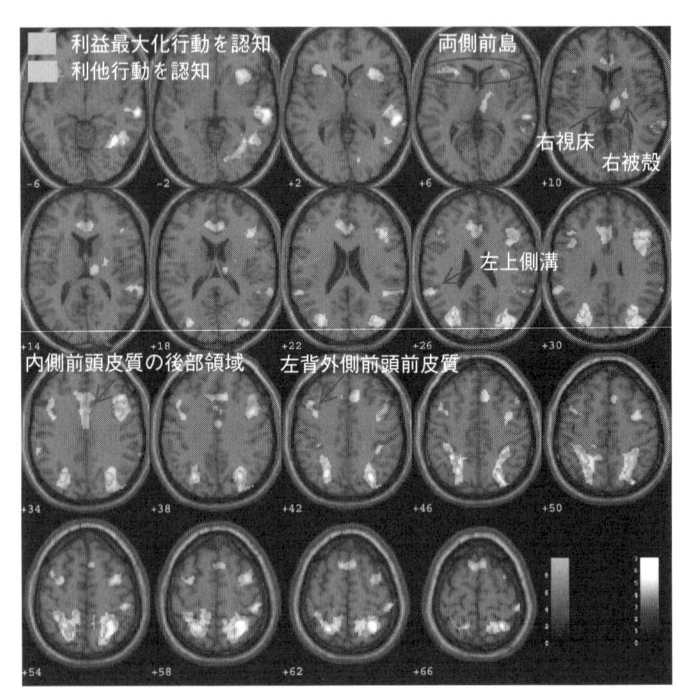

図2-3 利得最大化行動と利他行動の認知過程に関わる脳領域（カラー口絵参照）(Nihonsugi et al. 2009 より)

図2-3は、利得最大ラウンドで、相手の利得最大化行動の結果を見ているときと、利他ラウンドで、相手の利他行動の結果を見ているときに活動があった脳領域を示したものである。

図2-3は、脳を4 mm間隔で水平に輪切りにしたときの脳地図を並べており、左より右に、上段より下段に進むにつれて輪切りの位置が脳の下部から上部へと進む。それぞれの脳地図の上部は脳の前部（顔のある方）であり、下部が脳の後部（後頭部の方）である。

輪切りにされたそれぞれの脳地図に、オレンジ色で、利得最大化行動の結果を見ているときの脳領域を示して、緑色で利他行動の結果を見ているときの脳領域を示した。

図2-3から、利得最大化行動と利他行動の認知に関わる脳領域にオーバーラップしている脳領域もあれば、そうでない脳領域もあることがわかる。利他行動の認知についてだけに見られた脳領域は、内側前頭皮質の後部領域、右被殻、両側前島、右視床、左の背外側前頭前皮質、左上側頭溝である。これらの領域の中で最も活動の強かった領域は、内側前頭皮質の後部領域であり、この領域は、背側帯状皮質や前補足運動野を含む領域である。

ラシュワースら（Rushworth et al. 2007）、マンスーリら（Mansouri et al. 2009）によると、この領域について確認されている機能は概ね2つある。ひとつは、コンフリクト（競合状態）や予測誤差を含むエラーをモニタリング（検出）する認知機能である。コンフリクトとは、何かしらの競合状態を意味する。たとえば、文字（青という文字）が異なる色（赤色）で書かれており、文字と色が一致しない状況で、文字の色を回答する課題（ストループ課題）を行うときに、競合状態が発生する。もうひとつの機能は、コンフリクトやエラーをモニタリングした後に、よりよい結果を導くために行動調整（コンフリクトの解消）をする実行機能である。モニタリング機能は、内側前頭皮質の後部領域の腹側から背側にかけて広く観察されており、行動調整機能は、背側で観察されている。

これらの蓄積された先行研究から、今回の実験結果を解釈すると、互恵的に振る舞える環境の

37　2　神経経済学が明らかにする社会脳

中では、被験者は、自分に親切にしてきたことについて、予想外であるため奇妙に感じ、そのコンフリクトを解消する行動調整として利得最大化行動を選択したと考えられる。今回の実験デザインでは、被験者は利得表を12秒間見た後に、自分も相手に親切に対応したため、相手の行動を予測することができる課題設計になっている。事実、実験後に被験者に行ったヒアリングでは、利他的にされたことについて予想外であったと報告している。

一方、いじわる行動を見ているときに活動する脳領域には差が見られなかった。相手が利得最大化行動を見ているときに活動する脳領域と、相手の利得最大化行動を見ているときに、被験者は相手の選択結果に対して特に不自然な意図を感じることがなく、当然の結果として認識していたはずである。その一方で、いじわる行動を見ているときには、相手のいじわるな意図が認識できるはずである。事実、実験後のアンケートでは、相手の行動をいじわるであると評価していた。今回、いじわる行動に差が出ないということは、ひとつの解釈としては、ヒトはいじわるされる環境において、いじわる行動を自然な行動と認識していた可能性がある。

今回の研究から、利他行動の認知過程に関わる神経基盤は、内側前頭皮質の後部領域、右被殻、両側前島、右視床、左の背外側前頭前皮質、左上側溝であることがわかり、また、特に内側前頭皮質の後部領域での活動は強かったことから、利他行動の認知過程に重要な役割を担っていることがわかった。さらに、数々の蓄積された先行研究から本実験結果を解釈すると、被験者は、利他行動を予想外の不自然な行為と認知していたことが示唆された。利他行動が不自然な行動と認

知されていることは、ヒトの本質には必ずしも利他性や親切心があるわけではないことを示しているのかもしれない。マキャベリ的知性仮説に基づけば、ヒトは生き残るために、いじわるを身につけてきた可能性がある。そうであればむしろ、ヒトの本質にはいじわるがあるのかもしれないが、この点については、引き続き多角的に研究に取り組む必要がある。現在、著者たちの研究室では、遺伝子解析も含めて、この問題にチャレンジしている。

寄付行動における脳内メカニズム

社会性と寄付行動

ヒトはなぜ寄付をするのかという問いは、ヒトの社会性を考える上で重要である。多くの場合、寄付は、寄付した当人からしてみれば、ためらうことなくお金を出している行動である。しかし、自分に全く関係ない人に見返りなしにお金を渡すという行為には、非常に高度で複雑な認知機能が介在すると考えられる。なぜ寄付したのかと質問しても、「共感したから」などの返事が返ってはきても、どのように共感し、どのように寄付額を決めたのかについては曖昧である。このように、自分ではあまり意識しないが、どのように決めているのかに関し、さまざまな要因が考え

られ、その要因について分析していくことは、ヒトの社会性の理解につながるものと考えられる。具体的に、困っている他人や地球の裏側の貧しい人たちのために寄付をする行動は、はたして脳の中でどのように動機づけられているのだろうか。

米国国立衛生研究所（NIH）のモルら（Moll et al. 2006）や経済学者のハーボウら（Harbaugh et al. 2007）が、寄付をするときの神経活動を調べる研究を報告している。ここでは、モルら（Moll et al. 2006）の研究を紹介しよう。

実験の参加者は、MRIスキャナーに入る前に、慈善団体や社会的活動団体の名前と活動についてのリストをあらかじめ見て記憶する。スキャナーの中では、さまざまな社会活動をする団体の名前と活動内容が提示され、それぞれの団体に対して寄付するかどうかの判断を行う。実験後には、自らの意思決定で行った寄付金が、実際にそれぞれの団体に匿名で寄付される。

実験の課題は、さまざまな社会的な活動をする団体、たとえば、「銃の規制」の団体が提示された後、「あなた＝マイナス2ドル、団体＝プラス5ドル」の取り分に対して「イエス・ノー」を答える。このとき、「イエス」を選択したならば、2ドルを支払って、団体に5ドルの寄付をすることになる。「ノー」を選択したならば、被験者、団体それぞれ取り分はゼロである。

課題は、「イエス」の選択で被験者、団体それぞれの取り分が成立し、「ノー」の選択で被験者、団体それぞれゼロの取り分が成立するが、全部で4つのパターンからなる。①「あなた＝マイナス2ドル、団体＝0ドル」、②「あなた＝0ドル、団体＝プラス5ドル」、③「あなた＝マイナス2

ドル、団体＝プラス5ドル」、④「あなた＝プラス2ドル、団体＝プラス5ドル」が用意されている。

まず、①が来たときは、当然被験者は「イエス」を押し、2ドルをもらう。このとき、報酬の処理に関わるとされる中脳腹側被蓋野と腹側背側の線条体に賦活が見られた。この領域は報酬の処理に関わるとされているので、2ドルがもらえれば賦活するのは当然である。興味深いことにこの部位は、②のコストなしで寄付をするときだけでなく、③の2ドルのコストをかけて寄付をするときにも同様に賦活した。つまり、寄付をすることが脳内では報酬と同様の処理がなされることを示唆している。

次に、寄付をするという行為に関する特異な脳部位を調べるために、お金がもらえる条件の①と、寄付に賛成する条件の②と③を比較すると、オキシトシン（社会性に関与するとされるホルモン）の分泌の制御をしており、「社会的愛着」に関与するとされる膝下帯状皮質に賦活が見られた。つまり、寄付をするという行為は、自分が良いと思う団体に寄付することが報酬であるという点で、単に報酬をもらったときとは違うのである。

さらに、お金をもらうための賛成と寄付に賛成・反対という意思決定時の違いを見るために、単にお金をもらうだけの①と、コストの伴う賛成の③とコストの伴う反対の④を比較すると、それぞれ背側帯状皮質と腹内側前頭皮質に賦活が見られた。腹内側前頭皮質は、意思決定のための情報の統合など複雑な高次の処理と関係する領域と言われている。つまり、単にお金がもらえる

ので賛成という意思決定をしているときと、この団体ならばお金を失ってまで賛成するかどうかということを考えながら寄付に賛成反対の意思決定をしているときとでは、同じ意思決定でも脳内での処理の複雑さが異なることを示している。

寄付の意思決定では、線条体の賦活の観察から、自分が望ましいと考える団体へ寄付すること自体が脳の中で報酬として表現されるために動機づけられ、さらに腹内側前頭皮質の賦活の観察から、自分がコストを払ってまで寄付するかどうかの意思決定を腹内側前頭皮質が判断していることがわかった。

寄付行動における脳の機能連関

寄付は、慈善団体に対する自分の評価や、さまざまな社会的状況に対する自分の感情などの多くの情報を処理することで行われている。そのため、脳では、さまざまな領域が互いに関連し合って意思決定に必要な情報を処理して、意思決定につなげていると考えられるので、寄付行動における脳の機能の連関について調べる必要がある。それでは、自分が望ましいと思う対象に寄付するとき、どの対象が望ましく、どのくらいの寄付金額が望ましいかなどの社会性と関連する情報の処理を行うとき、脳の中ではどのように処理されているのだろうか。

ヘアら（Hare et al. 2010）は、ヒトがさまざまな団体に対して、自分がしても良いと考える寄

付額を決定するときの神経活動を調べる研究を報告している。この研究では、寄付額の決定に対する主観価値モデルにより寄付行動と神経活動の予測を行い、得られた画像データに対して機能連関に関する解析をすることで、どのような神経ネットワークによって情報が処理されるのかについて明らかにしている。

実験の参加者は、MRIスキャナーに入る前に、75の慈善団体とその活動内容を見て、団体についてマイナス5から5の評価と、1から3の親近感を評定する。参加者には、初期保有額として100ドルを与える。実験後に、課題中の寄付の意思決定からランダムに1つの意思決定が選ばれ、そして実際に匿名でそこに寄付が行われる。

実験の課題は、75の団体に対して0ドルから100ドルの間で5ドル刻みに自由に寄付額を決める自由トライアル、0ドルから100ドルの一様分布からランダムに寄付額が提示されて、自分の意志では寄付額を決定できない強制トライアルの2種類があり、合計150回実施された。寄付額の決定行動と、その行動と関係する神経活動を予測するために、それぞれの団体に寄付することの主観的価値づけによって寄付額を決める。被験者は寄付をするとき、75の団体に対して、各々の主観的な価値づけによって寄付額をモデル化する。そこで、図2−4のモデル式の θ を主観的価値を説明するパラメータとし、d を寄付額とする効用最大化問題を考える。寄付額が大きくなるにつれて、主観的価値の増加は頭打ちになると考えられるので、減少関数である対数関数を仮定する。これを解くと主観的価値に基づき効用を最大化する寄付金額 d^* を得る。ここから最適な寄付金額

主観的価値のモデル
寄付額の効用最大化

$$\max_{d \in (d, 100)} \underbrace{\theta \log(d)}_{\text{寄付による効用}} - \underbrace{d}_{\text{寄付の費用}}$$

最適寄付額と主観的価値は正比例　$d^* = \theta$

行動データ

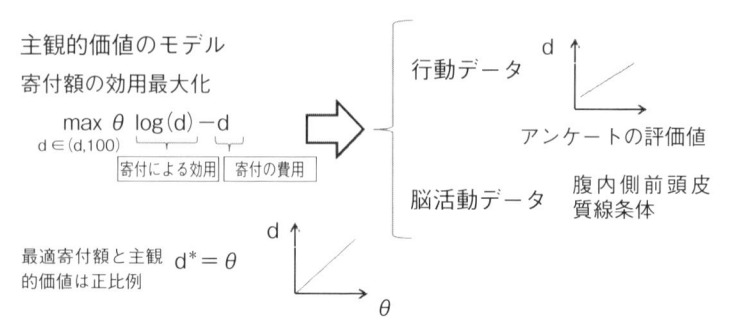

アンケートの評価値

脳活動データ　腹内側前頭皮質線条体

図2-4　寄付の主観的価値の予測モデルとそこから予測される行動データ
（Hara et al. 2010 より著者が作成）

d^*は主観的な寄付の価値θと比例することが予測できる。これにより、主観的な価値づけが大きいほど寄付金額が多くなる。

このモデルの予測を用いて寄付行動と神経活動を評価する。行動データでは、MRIスキャナーに入る前に行った慈善団体に対するマイナス5からプラス5のスケールの評価と寄付の金額は正の相関を示しているので、このモデルの予測が支持される。次に、この主観価値と相関する寄付額によって重みづけをしたBOLDシグナル（Blood Oxygenation Level-Dependent Signal：神経活動の変化に伴う局所的な脳血流の変化を検出するMRI信号の変化のこと）の解析をする。意思決定をする自由トライアルと意思決定をしない強制トライアルを比べると腹内側前頭皮質と線条体に賦活が見られた。自発的な寄付の意思決定と強制的な寄付を比べたときに、線条体が賦活するということは、自発的な寄付が報酬であるというモルら（Moll et al. 2006）の研究を支持する結果である。また、自由トライアルで腹内側前頭皮質が賦活するということは、

意思決定においてそれが関与しているというこれまでの意思決定研究の結果とも整合的である。

次に、社会性に関する処理に関与するとされる領域との機能連関を調べるために、社会性に関与するとされる前上側頭皮質と背側島皮質を関心領域として、心理生理交互作用分析 (Psycho-Physiological Interaction: PPI) を行った。心理生理交互作用分析とは、ある脳領域間での機能的結合を調べる解析手法で、心理的なタスクのパフォーマンス、ここでは寄付額、と関係する領域の脳血流活動とほかの関心領域の脳血流活動との関係を回帰分析している。この結果、社会性と関与するとされる前上側頭皮質や背側島皮質からの入力によって腹内側前頭皮質での価値づけが行われることが示された。

腹内側前頭皮質は高次な処理に関わる部位であるため、意思決定などの課題を行えば比較的簡単に脳血流活動をfMRIで検出できるが、問題は、どのように社会的情報、報酬に関する情報、個人の好みや感情の情報が前頭皮質で処理されて、意思決定に結びついているかについてのモデルが必要な点である。ヘアら (Hare et al. 2010) は、主観的価値のモデル化、機能連関分析による前上側頭皮質や背側島皮質と腹内側前頭皮質のネットワークについての分析を行い、社会的意思決定などの高次な意思決定においては、前頭皮質と他の部位が互いに関連して意思決定に結びつくということを捉えることに成功している。

これまでの報酬に基づく意思決定の研究は、中脳黒質や腹側被蓋野のドーパミン細胞と前頭皮質や線条体などの間での相互のネットワークによって、報酬を予期し行動を選択するという意思

45 2 神経経済学が明らかにする社会脳

決定が行われていることを明らかにしている（図2-5下参照）。社会的意思決定のひとつである寄付行動の研究により、寄付行動は行為自体が脳内で報酬と同様に処理されていること、さらには、社会的状況をモニタする脳の各部位との連関を持ちながら、腹内側前頭皮質で意思決定の処理がなされるという一連のプロセスが見えてきている（図2-5上参照）。

これまで見た2つの寄付研究では、多数の慈善団体に対して、自分の価値観に基づいて寄付するかどうかの意思決定をする課題、寄付額をいくらにするかの意思決定をする課題を用いて実験をしていた。実際の社会では、われわれが寄付をしようと思うときは、寄付の対象はおおよそ決められており、特定の慈善団体がどのような団体であるかなどの情報によって、寄付するかどうかを決めるという状況もよく経験している。このため、われわれは、寄付する対象であるひとつの慈善団体が募る寄付に目標金額があり、目標金額に対して集まっている金額に違いがあるとき、寄付行動と神経活動がどのように変化するかを調べる実験を行った。寄付行動を予測するために主観的な選択モデルにより、社会性と関与するとされる領域、情動と関与するとされる腹内側前頭皮質との機能的連関、解剖学的連関について分析した。

その結果として「目標までの金額」が背側島皮質の活動と相関することが観察された。さらに、背側島皮質が「目標までの金額」の違いを反映して、腹内側前頭皮質が意思決定とかかわるとい

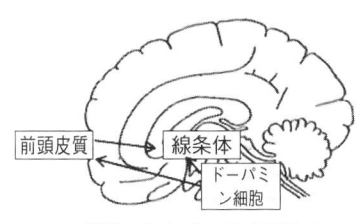

報酬にもとづいた意思決定

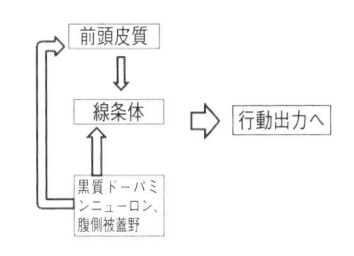

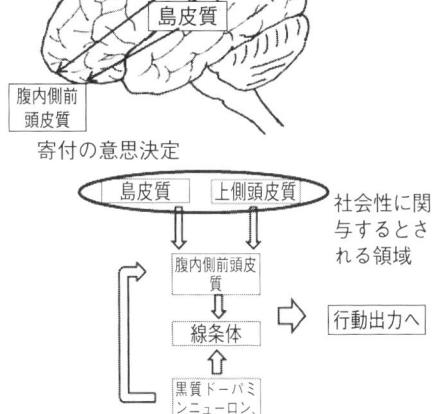

寄付の意思決定

図2-5 寄付の意思決定における脳内メカニズム（Hara et al. 2010 より著者が作成）

う寄付の意思決定プロセスが示された。さらに、意思決定に際して、情動と関与するとされる領域と意思決定に関与する腹内側前頭皮質がどのように関連しながら、意思決定をしているかという神経連関に関する研究を行っている。神経線維の結合について拡散テンソル画像法（Diffusion Tensor Imaging: DTI）を用いて解析を行った。われわれは、大脳辺縁系である扁桃体からの前頭前野への神経線維結合について測定を行い、男女差があることを同定しており、この違いが寄付行動の違いにどの程度影響しているのかについて研究を継続中である。

協力行動と前頭葉機能

囚人のジレンマゲームと協力行動

「協力」と「非協力」行動を観測する上でよく用いられる経済ゲームとして、前述した囚人のジレンマゲームがある（Rilling & Sanfey 2011）。これは対戦型囚人のジレンマゲームで、「協力」か「非協力（裏切り）」のいずれかから、自分と相手が同時に選択し（同時手番）、その結果、互いの利得が決定されるというゲームである。一般に、1回限りの同時手番囚人のジレンマゲームが用いられることが多いが、これは同じ相手とは二度と対戦しないようにすることで、戦略的な

48

「協力」を排除し、ヒトの純粋な「協力」・「非協力」行動のメカニズムを調べるのである。つまり同じ相手と繰り返し対戦するような場合は、あえて「協力」行動を選択した方が両者にとって有益であるという戦略的な側面が生じるため、あえて「協力」行動が起こる (Mailath & Samuelson 2006)。また神経経済学の分野では、このゲームを用いて、「協力」・「非協力」行動に関与する脳領域を調べた研究も多々ある (Rilling & Sanfey 2011; Suzuki et al. 2011)。リリングら (Rilling & Sanfey 2011) は、「協力」を選択するヒトと比較して、「非協力」を選択するヒトの場合、吻側帯状皮質と背外側前頭皮質での高い賦活レベルを示したと述べている。

一方、繰り返さなくてもジレンマに陥ることなく、「協力」行動を選択する制度のデザインという視点から、判断ステージ付き囚人のジレンマゲーム (Prisoner's Dilemma with Approval Stage; PDAS) という新しい経済ゲームを考案し、PDASを用いた経済行動実験では、大変有効なことが判明している (Saijo 2011)。実際にその結果を踏まえ、脳内 (特に、前頭葉) でどのように意思決定を行っているのかについて、非侵襲的脳活動計測法のひとつである、機能的近赤外分光法 (functional Near-infrared Spectroscopy; fNIRS) を用いて行った実験研究について紹介したい (Saijo 2011)。また経済行動実験と比較して、神経経済学実験を行う上での問題点等についても簡単に紹介する。

PDASは、囚人のジレンマゲーム (Prisoners' Dilemma; PD) を行った後に、お互いの選択に対して、承認するか拒否するかという判断ステージを付け加えただけのシンプルなゲームである

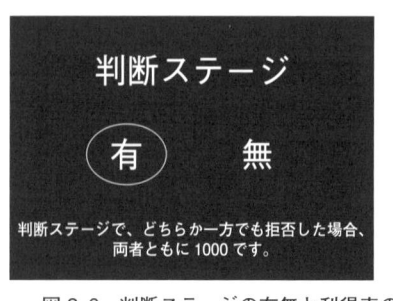

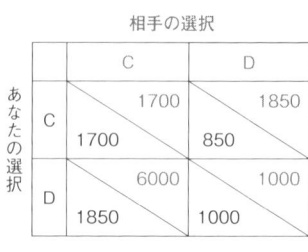

図2-6 判断ステージの有無と利得表の例（PDSAによる経済ゲーム）

（図2-6参照）。まず、PDゲームで協力か非協力を選んだ後、判断ステージでは相手の選択を承認か拒否かを決める。両者ともに承認するとその利得を得るものの、どちらか一方が拒否すると、両者はあらかじめ決められた利得を受け取る。実際には、PDゲームを行う前に、判断ステージの有無を被験者に提示し、また判断ステージでどちらか一方を拒否した場合の両者への利得についても提示される。つまり、被験者は、判断ステージの有無ならびに判断ステージがある場合に、どちらか一方でも拒否した場合の利得を確認した後に、PDゲームを行う。

実験手順ならびに実験課題

神経経済学実験には、右利き被験者20名（男性18名、平均年齢20・7歳）が、また行動経済学実験には、右利き被験者20名（男性17名、平均年齢22・5歳）がそれぞれ参加した。島津製作所の研究用光脳機能イメージング装置FOIRE-3000を用いて、測定計測部位は、前頭前野を中心に、45チャンネル（それぞれ14

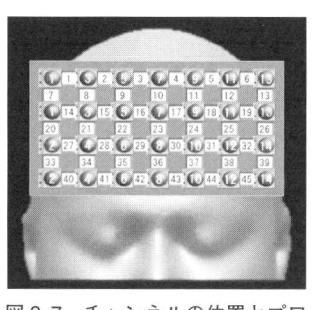

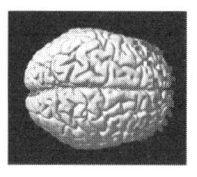

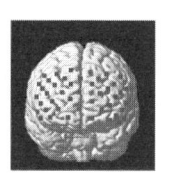

左図：45チャンネルの位置とプローブとの関係

上図：3次元位置測定による標準脳への投射

図2-7 チャンネルの位置とプローブとの関係および標準脳への投射（カラー口絵参照）

本の入射光ファイバーと受光用光ファイバーによる測定）における血行動態を測定した。特に、酸素化ヘモグロビン（oxy-Hb）量の時間的変化をチャンネルごとに測定することによって、実験課題による違いについて同定した。またNIRS—SPM（Ye et al. 2009）を用いて定性評価を行い、さらにグループ解析するため、光脳機能イメージング装置用3次元位置計測装置を用いて、標準化を行った（図2-7参照）。

実験の課題としては、神経経済学実験および経済行動実験ともに同じ課題で、対称型PDゲーム構造を有する6種類の利得行列を用いた（図2-8参照）。また判断ステージにおいて、どちらか一方でも拒否した場合の両者の利得に関しても6種類（0、200、400、700、800、1000ポイント）とした。

PDゲームとPDASゲームがランダムに提示され、計6回を1セッションとして、合計2セッション（12回）行った。セッション間は約5分間の休憩をはさんだ。PDゲームの場合は選択ステージのみで、PDASゲームの場合は選択ステージと

51　2　神経経済学が明らかにする社会脳

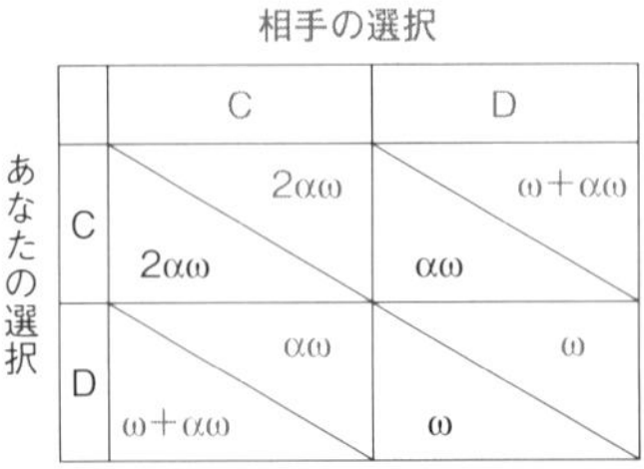

	相手の選択	
	C	D
あなたの選択 C	$2α\omega$ / $2α\omega$	$\omega+α\omega$ / $α\omega$
あなたの選択 D	$α\omega$ / $\omega+α\omega$	ω / ω

利得行列：	$2α\omega$：	$α\omega$：	判断ステージ拒否した場合の利得
ゲーム1	1900	950	0
ゲーム2	1600	800	200
ゲーム3	1400	700	400
ゲーム4	1200	600	700
ゲーム5	1100	550	800
ゲーム6	1700	850	1000

($0.5 < a < 1$, $\omega = 1000$)

図2-8 利得構造ならびに6種類の利得行列

判断ステージとから構成されるが、PDゲームとPDASゲームの比較を行うために、PDASゲームにおける判断ステージは、すべての選択ステージが終了した後に、まとめて行う実験手順とした。

今回、われわれが最も注目したかったのは、ゲーム6のPDとPDASゲームにおける、意思決定時の、前頭葉の賦活レベルの違いについてである。

実験結果ならびに考察

今回、われわれの研究では、与えた実験課題、提示方法などはすべて同一であったにもかかわらず、神経経済学実験と経済行動実験における行動選択結果に違いが生じた（図2-9参照）。

これが生じた原因として、2つ考えられる。人数的制約と時間的制約である。経済行動実験の場合、1つの部屋に約20名の被験者が集められ、実際に自分の対戦相手が実験環境に存在するという状況下で意思決定を行う。一方、神経経済学実験の場合の多く

52

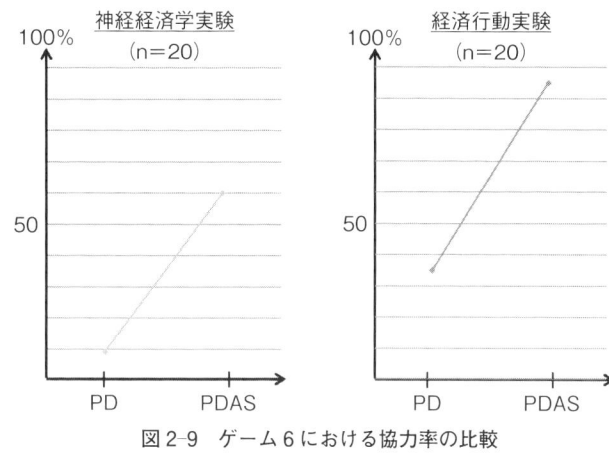

図2-9　ゲーム6における協力率の比較

は、インストラクションで相手の存在を説明するか、あるいはコンピュータ画面上で対戦相手の写真を提示するなどして、実験環境下では実際に対戦相手が存在しない状況で行われることが多い。仮にその場に対戦相手がいたとしても、脳機能計測室内は基本的に一人であり、そのような状況下で意思決定を行わなければならない。またモニタ上で顔写真が提示されれば、そこには対戦相手の顔や雰囲気に対する好き・嫌いという感情も出てくることになり、また違う要素が含まれることになるであろう。

実際にこれらの影響が意思決定にどのように影響してくるかに関しては、まだほとんど実験されていないのが実情である。またミラーら (Miller Kaptchuk 2008) は、神経科学実験における「だますこと」の倫理性について議論している。今回の結果は、単なる倫理的な問題以上に、社会脳を研究する上での問題点を提起していると考えられる。つまり、いかにより現実

に近い状況での実験パラダイムの構築が必要であるかを意味している。

またもうひとつの問題点として、時間的制約が挙げられる。意思決定を行う際の時間制限を決めざるを得ないといった実情がある。実際にわれわれが行った経済行動実験での意思決定に要した時間と神経経済学実験（30秒以内に意思決定を行うように指示）での意思決定に要した時間では、有意に差が生じた。おそらく時間制限により、スピード－正確さのトレードオフ（Speed-Accuracy Tradeoff: SAT）が生じた可能性がある。これは神経科学で研究されているテーマのひとつであるが、ボゲーチら（Bogacz et al. 2010）は、時間的により早い反応を被験者に強いた場合、前補足運動野の賦活を示唆している。いずれにせよ今回の協力率の低下は、それら2つの制約よる可能性が高いと考えられる。

以上のことを考慮した上で、経済行動実験での結果と同じ傾向を示した被験者のみの脳機能解析の結果について示すことにする（図2-10参照）。

行動結果で、PD（ゲーム6）の際に「非協力」、PDAS（ゲーム6）の際に「協力」を選んだ被験者のグループ解析で、PDで「非協力」を選択する際に右側の背外側前頭皮質および左側の眼窩前頭皮質が賦活している様子が観察された。これは、PDで「非協力」を選択する際に右側の背外側前頭皮質が強く賦活するという先行研究（Suzuki et al. 2011）の実験結果と一致した。一方、PDAS（ゲーム6）の場合、ほとんど前頭葉における賦活は観測されなかった。星たち（Hoshi et al. 2011）は、fNIRSを用いて、前頭葉における酸素化ヘモグロビン（oxy-

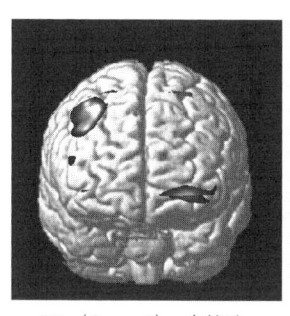

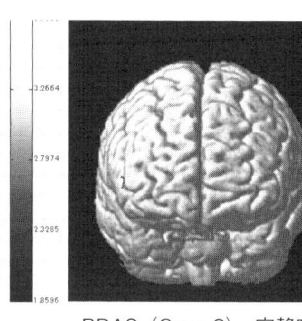

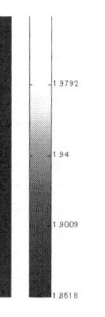

PD（Game6）- 安静時　　　　　PDAS（Game6）- 安静時

図2-10 前頭葉における酸素化ヘモグロビン（oxy-Hb）の変化（カラー口絵参照）（Saijo 2011 より）

Hb）の定量評価を行い、不快な感情を生じると右の背外側前頭皮質および左の眼窩前頭皮質において、酸素化ヘモグロビン量が増加する傾向があることを示した。われわれの研究においてもPDにおいて、同部位における酸素化ヘモグロビンの増加が観測されたため、PDASのゲーム構造と比較して、PDのゲーム構造そのものに、不快な感情を惹起している可能性も示唆された。

おわりに

近年、経済学の分野においても、非侵襲的脳活動計測法を用いた高次脳機能研究が盛んに行われるようになってきた。このことはヒトの社会性や他者との相互関係による行動変化を知る上で、非常に重要である。特に社会性に関わる神経処理機構を明らかにするために、社会性を考慮した経済行動モデルをたて、行動データと脳機能イメージング

データを解釈しようという研究が盛んに行われている。前頭皮質と線条体の関係を中心として、神経処理プロセスの明らかにされた報酬処理の神経メカニズムから、社会的な報酬の処理として、神経処理プロセスのモデル化を行い、神経活動の評価をする必要がある。

しかしながら、経済行動実験で行った実験パラダイムをそのまま利用して脳機能計測実験を行った際に、得られた結果を安易に解釈することは非常に危険であることをここで指摘しておきたい。実験の紹介でも述べたが、非侵襲的脳活動計測における計測環境と経済行動実験で使われる集団環境とを厳密に一致させるような環境設定が難しいため、非侵襲的脳活動計測で得られた行動結果と、実際の経済行動実験の結果とが必ずしも一致しない場合が多々ある。このことを十分注意した上で、慎重なデータの解釈が必要とされる。

現在、神経経済学におけるゲーム理論は、経済学、心理学、神経科学領域のみならず、医学領域（遺伝や精神疾患領域）への応用も試みられている。具体的にはゲーム理論を用いた行動選択によって、精神疾患患者（統合失調症、自閉症、気分障害、うつ病）に対する客観的な指標として、診断・治療、あるいは疾患の様態把握に応用できるのではないかと考えられている (Kishida et al. 2010)。このように神経経済学研究は、単に経済学や神経科学の枠にとどまるのではなく、さまざまな領域への応用が模索されているのが実情である。今後、この分野がさらなる発展を遂げることを期待したい。

最後に、蓄積された神経経済学実験のデータは、将来、制度設計の構築や経済予測に役立つも

のと考えられる。神経経済学が求めるゴールは、ヒトの経済行動を理解し、その脳内メカニズムを明らかにした上で、社会や市場で高く評価される制度設計を目指し、最終的により良い環境を作り出すことである。

3 報酬と快——生理的報酬と内発的報酬

渡邊正孝

はじめに

「報酬」は一般に、動物では餌や水、人ではお金を意味することが多いが、心理学、神経科学ではより広い意味で用いられる。報酬とは、生物にそれを求める行動を促し、生物がそれを得ればさらにそれを求める行動（オペラント行動）の確率を上げるように働き、さらにそれを得た生物は「快」を得ると考えられるものである。たとえば人に喜びや心地よさを感じさせる音楽や絵画、あるいは他者と楽しく交流することも報酬となる場合が多い。動物でも、たとえば一頭で飼育されているサルにとって、他のサルを見る、あるいは他のサルと交流する機会は報酬となることが知られている。報酬にはいろいろな種類があり、それぞれの種類の報酬は生物の行動に異な

った意味を持つと考えられる。

報酬は多様である

多様な「報酬」も生理的報酬、学習獲得的報酬、内発的報酬の3つに分けて考えることができる。「生理的報酬」とは、食べ物、飲み物、快適な温度、性的パートナーなど、生命の維持や繁殖を実現する上でなくてはならないものを指す。「学習獲得的報酬」とは、人の世界におけるお金のように、それ自体は生命の維持や繁殖に役立たないものの、食べ物、飲み物などに結びついていることが学習によって獲得されたものであり、生物にそれを求めたオペラント行動を促すものである。動物の場合でも、中性的刺激が常に生理的報酬と対で提示されると、その中性的刺激自体が報酬と同じ価値を持つ（快をもたらす、それを求めて動物は行動する）ようになる。「内発的報酬」とは、人における心地よい音楽のように、それ自体は生存や繁殖に必要なものではなく、また生理的報酬と結びついたものではないものの、その獲得が生物に快をもたらすと考えられるものである。

生物の生存にとって報酬とともに重要なものが嫌悪刺激である。生物は報酬を求める行動をするとともに、嫌悪刺激から逃れる、あるいはそれを避ける行動をする。嫌悪刺激からの逃避、回

避は生物に「安全」をもたらすことになり、「嫌悪刺激の除去」はある意味で報酬と考えることもできる。この章では、生理的報酬、学習獲得的報酬、内発的報酬、そして「嫌悪刺激の除去」につき、関連する脳部位の活動について述べるが、生理的、学習獲得的報酬については多くの解説がすでにあることから、ここでは内発的報酬に重点をおいて述べることにする。

生理的報酬

脳内には「快中枢」と呼ばれる部位がある。快中枢を電気刺激すると、ラットはその電気刺激を得るために強いオペラント反応（「自己刺激」反応）をすることが知られている (Olds & Milner 1954)。人でも電気刺激により快を感じる部位のあることが報告されている (Heath 1963)。自己刺激反応はドーパミンを神経伝達物質とする「ドーパミンニューロン」の、細胞体を含んでいる、軸索（神経線維）が通過している、あるいは、軸索投射の標的となっている領域でよく見られるが、外側視床下部から乳頭体にかけての「内側前脳束」はその快中枢の中心である (Rolls 2005)。快中枢それとともに線条体、大脳辺縁系の中隔、扁桃核などでも自己刺激反応はよく見られる。快中枢の各脳部位にあるニューロンの多くは、生理的報酬が与えられたときに応答するが、その中でも特に外側視床下部ニューロンは餌、水、性刺激に対して強い応答性も持つことが知られている。報酬が与えられると、ドーパミンニューロンが密に存在する中脳の腹側被蓋や黒質緻密部の、

そしてドーパミン入力を受ける線条体、特にその腹側部に位置する側坐核の、さらにやはりドーパミンニューロンの投射部位である前頭連合野にあるいろいろな部位（内側部、外側部、眼窩部）のニューロンで報酬応答が見られる（図3-1にヒトの脳部位を示す）。なお、線条体と前頭連合野の各部位のニューロンには「報酬応答」とともに、「報酬期待」に関係した予期的活動も見られる。

最近の非侵襲的脳測定技術の進歩の中で、生理的報酬に関係した研究も行われ、おいしい飲み物、食べ物を得ると前頭連合野眼窩部などの活性化することが示されている（Small et al. 2001; O'Doherty et al. 2001）。また、前頭連合野眼窩部とともに、線条体では報酬期待に関係した予期的活動も見られている（O'Doherty et al. 2002）。

学習獲得的報酬

人がお金のような学習獲得的報酬を求めて行動をするように、動物も生理的報酬と結びついた学習獲得的報酬を求めてオペラント反応をする。たとえばチンパンジーにある作業をしたご褒美に生理的報酬ではなく、後で生理的報酬に交換できる「トークン」（小さなプラスチックの小片、それを集めると餌が与えられる）を与えると、チンパンジーはこの学習獲得的報酬であるトークンを求めて熱心にオペラント反応をすることが示されている（Kelleher 1956）。

中脳にある腹側被蓋や黒質緻密部にあるドーパミンニューロンが、生理的報酬に応じることは

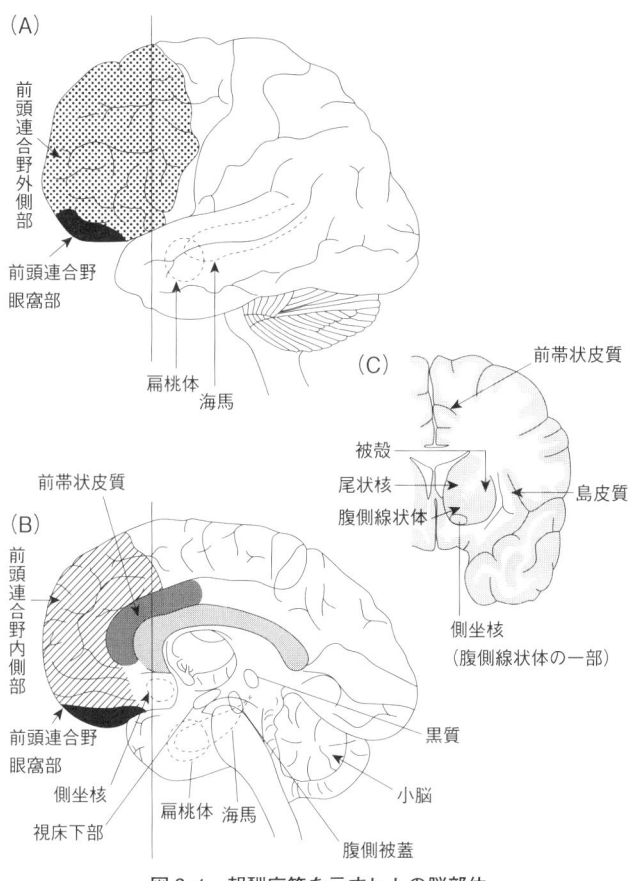

図3-1 報酬応答を示すヒトの脳部位

(A) 脳を左の側面から見たもの。(B) 脳を左右に分けて見た場合の内側面。(A)、(B) において海馬、扁桃体、側坐核は大脳皮質の中に埋もれて存在しているため点線で示す。(C) (A)、(B) のそれぞれの縦線で示したレベルの脳の前額断面図。大脳皮質に被われて外からは見えない大脳基底核、島皮質の部位を示す。

先に述べたが、実はドーパミンニューロンは報酬が「予期されたもの」であるときには応じず、「予期しない」ときに与えられたときにだけ応じることが示されている。一方、報酬を予期する手がかりとなる中性刺激を常に生理的報酬の前に提示することを繰り返すと、中性刺激は生理的報酬の予告信号となり、ドーパミンニューロンはこの予告刺激に応じるようになる。「中性刺激と生理的報酬の対提示」という学習によって、別の言い方をすると中性刺激が学習獲得的報酬になることによって、ドーパミンニューロンは応答するようになるわけである。

ドーパミンニューロンの活動をさらに詳しく調べると、その活動量は予測したものと実際に与えられたものとの差分を反映するものであることが示されている (Schultz 2007)。これは学習の基本法則であるレスコーラ・ワグナーの法則 (新規あるいは意外な報酬刺激であるほど中性刺激との結びつきが強く強化される一方、何度も提示された報酬刺激ではその結びつきが強化されない) (Rescorla & Wagner 1972) を忠実に反映した活動であり、学習行動がどのように報酬によって支えられているのかに関し、ニューロンレベルでもそれを忠実に反映した活動が見られることになる。

なお、報酬を予期する中性刺激に対する応答、すなわち学習獲得的報酬応答はドーパミンニューロンとともに、前頭連合野の各部位、前帯状皮質、線条体のニューロンでも見られる。

ヒトでは生理的報酬よりも、お金を含む学習獲得的報酬を用いた非侵襲的研究が多く行われている。学習獲得的報酬が与えられると、腹側被蓋とともに、ドーパミン入力を受ける線条体、その中でも特に側坐核で、さらに大脳では前頭連合野の眼窩部で活動が見られることが多いが、興

64

味あることに生理的報酬が得られたときと、お金が得られたときでは、きわめて類似した部位が活動することが知られている（O'Doherty 2004; Kim et al. 2011）。また、これらの部位は学習獲得的報酬の期待に関係した活動を示すことも知られている（Knutoson et al. 2005）。なお、ヒトでも中脳の腹側被蓋で報酬予測誤差を捉えるというレスコーラ・ワグナーの法則を反映した活動が見出されている（D'Ardenne et al. 2008）。

内発的報酬

人では生理的、学習獲得的でない内発的報酬を求める行動が広く認められている。興味あるのは、内発的報酬に関係して活動する部位が、生理的報酬に関係して活動する部位（側坐核を中心とした線条体腹側部や前頭連合野眼窩部などの報酬中枢）ときわめて類似していることである。音楽、美術を楽しんだり（Kawabata & Zeki 1994; Salimpoor et al 2011）、人と協力してことにあたる（Rilling et al. 2002）ことは人に快をもたらす場合が多い。愛する恋人、家族のことを思うことも快をもたらす（Bartels & Zeki 2004; Aron et al. 2005）。また好意的評価を受けたりすることでも報酬効果が認められている（Izuma et al. 2008）。また人が寄付などの利他的行動（Harbaugh et al. 2007）、道徳的行動（Moll et al. 2006）を行うのもそこに快を感じるからである、という考えもある。さらに不公正な行為に対して罰が与えられるのを見ることも快をもたらす

(Singer et al. 2006) 場合がある。このように人が内発的報酬を求めるのは、それが生理的あるいは学習獲得的報酬と同じ脳部位を活性化させ、人に快をもたらし、学習における強化効果を持つためであると考えられる。

動物実験では内発的報酬に関連した研究は少ないが、すでに1950年において、サルが生理的あるいは学習獲得的ではないものを求める行動をすることが報告されている。ハーロウ (Harlow 1950) によると、知恵の輪に相当するものがあると、それを解くことにより何かものが得られるわけではなくても、サルは好んで知恵の輪遊びをするという。バトラー (Butler 1953) は、何もない小部屋に閉じ込められたサルが、小部屋の窓を開けて外を見ることができるという報酬だけで、弁別問題を学習することを示している。

アンドリュースとローゼンブラム (Andrews & Rosenblum 1993) も、一頭で孤独な状態におかれたサルが、他のサルを見ることを欲し、それを得るためにはオペラント反応をすることをより詳しく調べている。

彼らはサルに手元のジョイスティックを動かすと、あるときは餌が得られるようにし、別のときには他のサルがどのように過ごしているのかをライブのビデオ映像（社会的刺激）で見られるようにした。その結果、サルがジョイスティックを動かす回数は、餌が得られるときとライブビデオが見られるときでは同じくらいであることが示された。ただ、ウォッシュバーンとホプキンス (Washburn & Hopkins 1994) がアンドリュースらの実験を追試したところ、社会的刺激の効

果は検出できるものの、アンドリュースらの見出したほど強い報酬効果は見出せず、効果は餌報酬の4分の1程度に過ぎなかったという結果も示されている。

なおブラターとシュルツ（Blatter & Schultz 2006）は画像の報酬効果を見るために、（1）同一の静止刺激、（2）そのたびに異なる静止刺激、（3）激しい動きが伴う実写あるいはアニメを報酬として用いて、サルのオペラント反応を調べた。サルは激しい動きが伴う実写あるいはアニメの報酬で最も多くの反応をし、同一の静止画が報酬の場合はオペラント反応がずいぶん少ないことが示された。これらの結果は社会的刺激、あるいは動画がサルに報酬効果を持つことを示している。

こうした内発的報酬がサルの脳でどのように処理されるのかに関しては、同じサルで生理的、学習獲得的報酬への脳の応答と直接に比較して調べた研究はないものの、生理的報酬との相互作用を調べることにより、内発的報酬が脳内ではどのように処理されるのかについて調べたものがあり、それらについて以下に述べることにする。

サルは見たいもののためには身を切って支払いをする

画像の報酬効果を見るために、見たいものを見るためにサルにジュースで支払いを要求する、

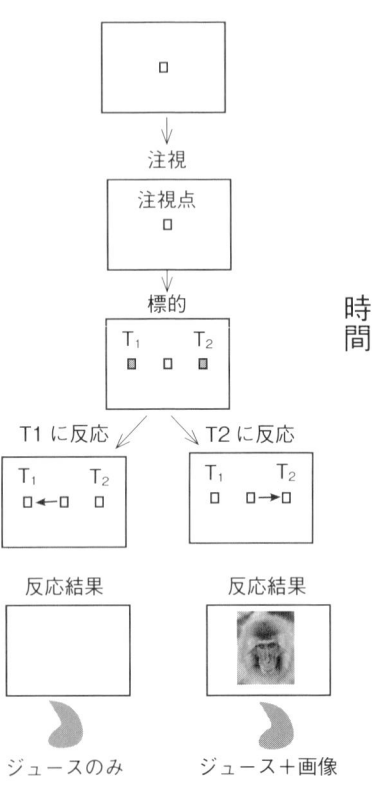

図3-2 「Pay per View」課題
　　　（Deaner et al. 2005を改変）

サルは最初にコンピュータモニタの中心に呈示された「注視点」を見つめるように求められる。一定時間見つめていると左右に標的刺激 T_1、T_2 が呈示される。サルは目を T_1 または T_2 に向けて動かすことによって選択反応をする。T_1 を選べばジュースのみ、T_2 を選べばジュースと何かの画像呈示が与えられる。T_1、T_2 に伴うジュースの量は一定回数ごとに変えられる。たとえば T_1 を選ぶと10単位のジュースが与えられるとすると、T_2 を選ぶとあるときは8単位のジュース、別のときは13単位のジュースが与えられる。画像に関しても、一定回数ごとに変更された。

という実験がなされている（Deaner et al. 2005）。ここではサルはコンピュータモニタ上の右か左の選択肢を選ぶように求められた（図3-2）。左を選ぶとジュースだけが与えられたが、右を選ぶとジュースとともに、何かを写した写真もモニタに呈示された。右を選ぶともらえるジュース量と、左を選ぶともらえるジュース量は一定回数ごとに変えられた。被験体としては水分を制限した、成熟したオスザルが用いら

れた。

　サルの世界では上下関係がはっきりしていることが知られているが、被験体ザルは一緒に飼育されているサルの中で、優位なサルがモニタ上に提示されることは好まなかった。被験体ザルが最も好んだのは、性的に成熟したメスザルの尻部であった。右を選ぶとメスザルの尻部の写真が提示される場合は、与えられるジュースの量が左側を選ぶのに対して10〜15％くらい少なくても、被験体ザルはそれを見るために右側を選ぶ傾向にあった。一方、右側を選んだ方がジュースは多くても、それとともに劣位のサルが提示された場合には、被験者体ザルはこれを嫌い、5〜10％くらいジュースが少なくても、何も提示されない左側を選んだ。優位ザルが提示されるときには、メスザル提示の場合よりは効果は少ないものの、数％くらいジュースが少なくても、何も提示されない左側を選んだ。

　この実験では、ある視覚刺激を見たいという（あるいは見たくないという）サルの欲望の程度がジュースの量で表現されていることになる。別の言い方をすれば、サルは見たいものの価値をジュースというここでの「通貨」に換算して、見たさに応じた通貨の量で支払いしていることになる。

　この課題を行っているサルの前頭連合野眼窩部からニューロン活動を記録する試みも行われている（Watson & Platt 2012）。前頭連合野眼窩部には報酬の価値を反映した活動を示すニューロンのあることが多くの研究で示されており（Hikosaka & Watanabe 2000; Padoa-Schioppa & Assad

2006)、この研究でもジュース報酬が得られたときに活動するニューロンは多数見出された。それと同時にこの脳部位には、写真の好ましさ（価値）を反映した活動を示したニューロンもジュースに応じるものと同じぐらい多数見出された。つまり前頭連合野には生理的報酬に応じるニューロンとともに、内発的報酬に応じるニューロンもあることが示されたわけである。

社会的文脈による報酬の価値の変容

　他のサルの映像などの社会的刺激はサルにとって報酬になるが、社会的条件は脳の生理的報酬に対する応答に大きな影響を与えることも示されている。たとえばアッツィら（Azzi et al. 2012）は、サル前頭連合野眼窩部ニューロンの生理的報酬（ジュース）に対する応答が社会的文脈により変容することを示している。

　彼らは、同じ反応をしても（1）自分だけが報酬をもらえる、（2）自分とともに、手前にいる自分より優位な別の一頭のサルも報酬がもらえる、（3）自分とともに、手前にいる自分より劣位な別の一頭のサルも報酬がもらえる、という3つの異なった文脈でサルに課題を行わせた。サルは、同じ反応をすれば文脈にかかわらず同じ報酬が得られるのに、自分の反応で別のサルも報酬が得られるという社会的文脈では、反応成績が悪くなった。また眼窩部ニューロンの多くは、

70

自分だけが報酬がもらえる条件と、別のサルも報酬がもらえる条件では異なった活動を示し、さらに、自分の反応で報酬がもらえる別のサルが自分より劣位のときの方が、優位なときよりも、眼窩部ニューロンの活動は大きくなる傾向が見られた。つまり、社会的条件により眼窩部ニューロンの生理的報酬に対する応答性は異なったものになった。別の言い方をすれば、社会的条件の違いにより生理的報酬の価値が変わったと考えられる。すなわち、同じ生理的報酬でも、自分だけもらえる報酬の方が、他のサルも同じくもらえる報酬より価値が高いものになったと考えられ、前頭連合野眼窩部ニューロンはその価値を反映した活動を示したものと考えられる。

競争に伴う報酬の価値の上昇

前頭連合野の中で、報酬応答は眼窩部のみでなく、外側部、内側部でも同様に見られる。特に外側部は認知、動機づけの統合に関わることから（Watanabe & Sakagami 2007）、眼窩部に劣らず報酬応答が社会的文脈により大きな影響を受けると考えられる。認知、動機づけの統合が伴う社会的文脈のひとつに競争がある。競争では、報酬を求めて戦術を練る必要など、認知的要素も重要である。自然界の動物は、自らの生存のためと子孫を残すために、限られた資源の獲得競争に勝つことが求められている。勝ち組、負け組、という言い方があるように、人生においても競

争は重要な意味がある。

ここでは、競争をしているサルの前頭連合野外側部からニューロン活動を記録するという試みを行った筆者らの研究を紹介することにする（Hosokawa & Watanabe 2012）。2頭のサルに対戦型シューティングゲームをさせたが、サルはコンピュータモニタ上でお互いが弾を打ち合い、勝ったサルは報酬（おいしいジュース）がもらえ、負けたサルは何ももらえない、という競争事態とした（図3-3（A））。また、競争相手は存在せず、サルは1頭で標的に弾を当てるというゲームもさせた（図3-3（B））。さらに、競争相手がコンピュータという事態も設けた。ここではサルは弾を撃ってくる目に見えない敵に勝つべく弾を撃った（図3-3（C））。

他のサルとの競争があるゲームに比べ、サルが標的に弾を当てるまでの時間が短くなるとともに、命中率も高くなった（図3-4）。人は、スポーツやオークションといった他者と競争する場面では、熱くなって大いにやる気を出すが、サルも競争するゲームに熱中し、やる気を出していたと考えられる。

このゲームを行っているサルの前頭連合野外側部のあるニューロンは、同じ報酬でも、競争で勝って得たときには競争なしに弾を当てて得たときより、大きな活動変化を示した（図3-5（A））。また別のニューロンは、競争で負けて報酬が得られなかったときより、大きな活動変化を示した（図3-5（B））。

なお、競争条件ではすぐ近くに競争相手のサルがいるのに対し、非競争条件では競争相手は存

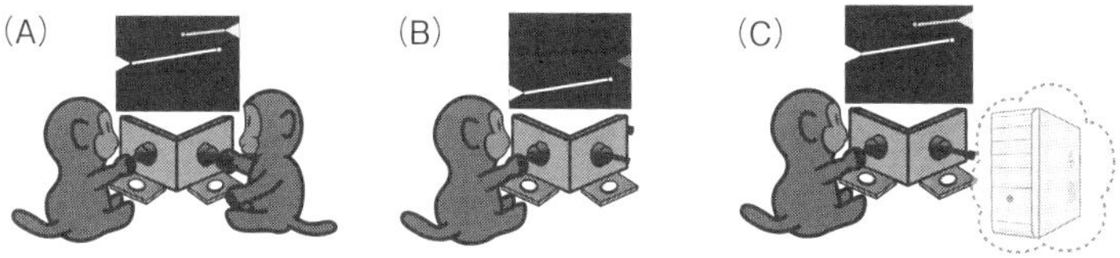

図3-3　サルに行わせた3種類のゲーム（Hosokawa & Watanabe 2012より）

(A) 2頭での競争ゲーム　　2頭のサルはコンピュータモニタの前に並んで座った。ゲームではモニタの左右両端のランダムな位置に色のついた三角形が現れたが、この三角形は砲台を模していた。砲台の色（白または黄色）と各サルとの関係は固定していたので、それぞれのサルは手元にあるジョイスティックを傾けることにより、自分の色の砲台から相手の色の砲台（標的）を狙って弾を撃った。先に相手に弾を当てたサル（勝者）は報酬（ジュース）がもらえたのに対し、敗者となったサルは何ももらえなかった。

(B) 1頭での競争がないゲーム　　ここでは1頭のサルだけが、相手側から弾が飛んでくることがない（負けるということがない）状況で赤色の標的に弾を撃った。サルは弾を当てると2回に1回のランダムな割合でジュースがもらえた。

(C) コンピュータ相手の競争ゲーム　　競争相手はそこに存在しないコンピュータで、サルは弾を撃ってくる目に見えない敵に勝つべく弾を撃った。ここでは自分が勝てばジュースがもらえ、コンピュータが勝つとジュースはもらえなかった。

在しない。私たちの実験で見出された「競争条件では非競争条件における、報酬応答や無報酬応答が増強した」という結果は、競争そのものによるのではなく、すぐ近くに別のサルがいる、という要因が働いた結果である可能性も考えられた。そこで私たちは競争はなくて、すぐ近くに別のサルがいる（競争相手ではないサルがいる）条件でも前頭連合野外側部のニューロン活動を記録した。その結果、非競争条件下で競争相手ではない別のサルが近くにいるかいないかということ

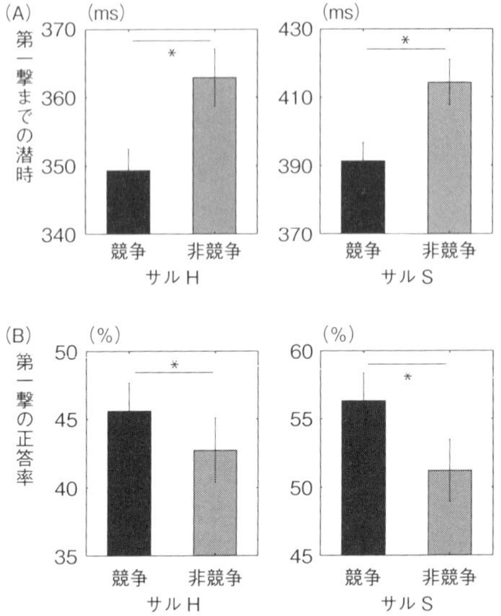

図3-4　競争があるゲームと競争がないゲームの間での反応の違い（Hosokawa & Watanabe 2012より）

2頭のサル（H、S）の第一撃までの潜時（図A）と正解率（図B）を示す。どちらのサルも競争条件でより速く、かつより正確な反応をした（＊は統計的に有意な差であることを示す）。

によりニューロン応答に差は見られなかった。つまり、競争条件における報酬・無報酬応答の増強には、近くに別のサルがいることではなく、「競争」相手がいることが重要であることが明らかになった。

サルの前頭連合野ニューロンは、より価値が高く好ましい報酬が得られるときには、より大きな活動変化を示すことが知られている（Watanabe 1996; Watanabe et al. 2002; Padoa-Schioppa & Assad 2006）。私たちは何か欲しいものがあるとき、他の人も欲しがっていることを知ると、余計に欲しくなる、すなわち、そのものの価値が高くなるのを感じる。サル前頭連合野で見られた勝ち・負けを捉えるニューロン活動は、競争に伴う欲求の高まりにより、報酬の価値が高くなったことを反映しているのではないかと考えられる。すなわち、勝って報酬

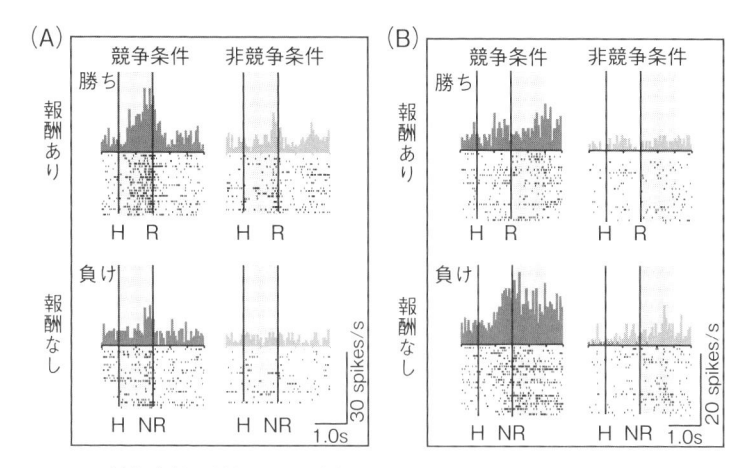

図3-5 競争条件と競争がない条件でゲームをしたときのサル前頭連合野ニューロンの活動（Hosokawa & Watanabe 2012 より）

(A) は同じジュース報酬でも競争条件で勝ってもらったときに非競争条件でもらったときより大きな活動を示したニューロンの例。(B) は同じくジュース報酬を得られない場合でも、競争で負けてもらえなかったときに、非競争条件でもらえなかったときより大きな活動を示したニューロンの例。(A)、(B) どちらの図においても、ニューロン活動はヒストグラム（上）とラスター（下）で示す。ラスター表示の各列は各試行を、各点はニューロンの発火活動を示す。H は弾が標的に当たった時点を、R はジュースが与えられる（NR は与えられない）時点を示す。ヒストグラムはラスターを加算したものである。影をつけた部分は競争条件と非競争条件でニューロン活動に最も大きな違いが見られた期間を示す。

をもらえば、高価値のものを得たことによるうれしさを、負けて報酬がもらえなかったときには価値が高くなったものの報酬を得られなかったことで感じる大きなくやしさを前頭連合野は反映しているのではないかと考えられる。

人のfMRI（機能的磁気共鳴画像）研究では、被験者が実際の人と競争するときには、コンピュータを相手に競争するときより、前頭連合野で活動性が増すことが知られている（McCabe et al. 2001）。おもしろいことに、私たちが見出した勝ち負けに関わる前頭連合野ニューロンも、サルがサルと競争するときに、コンピュータと競争するときより大きな活動変化を示した（図3－6）が、これも実際のサルとの競争の方で報酬の価値がより高くなることを反映しているものと考えられる。

嫌悪刺激の除去は報酬となる

心理学で古くからの議論のひとつに、「回避学習の消去の困難」に関するものがある。回避学習の過程では、被験体は何度も嫌悪刺激を受ける（そしてその嫌悪刺激から逃避反応をする）という、学習の強化刺激を受けるわけであるが、回避学習が完成した後では、ほとんど嫌悪刺激を受けることがなくなる。強化刺激を受けることがなくなれば、こうした反応は消去されることにな

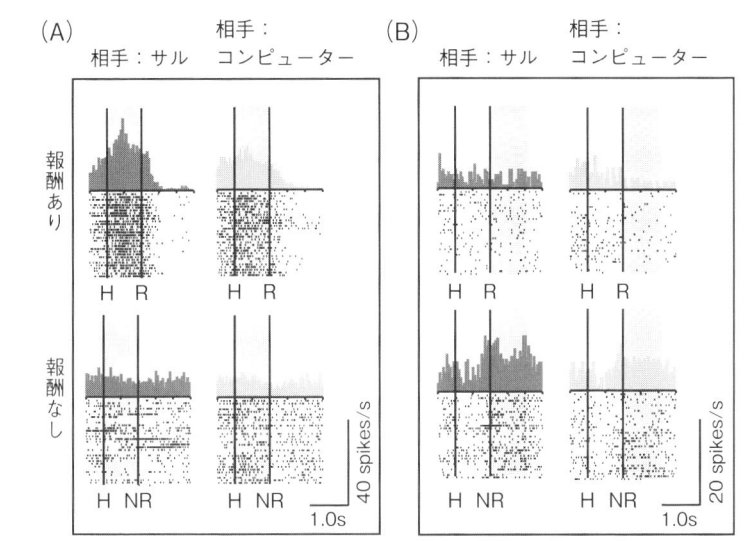

図 3-6　競争相手がサルかコンピュータかにより異なった活動を示したサル前頭連合野ニューロンの例（Hasokawa & Watanabe 2012 より）

（A）は勝って報酬を得たときに、相手がコンピュータのときよりサルのときにより大きな活動を示したニューロンの例。（B）は負けて報酬が得られなかったときに、やはり相手がサルのときにより大きな活動を示したニューロンの例。影をづけた部分は競争相手の違い（サルかコンピュータか）によりニューロン活動に最も大きな違いが見られた期間を示す。

るはずである。しかし回避反応は、嫌悪刺激をほとんど受けることがなくても消去がほとんど起きないことが知られている。「強化刺激がないのに、学習反応が消去されないのはなぜか」という問題に多くの心理学者が挑んできた。

ひとつの解釈は、「回避できたこと」、つまり安全を得たこと、そのものが強化刺激になっている、というものである。この解釈によれば、回避反応を強化しているのは、

77 ｜ 3　報酬と快

嫌悪刺激ではなく、嫌悪刺激の除去に伴う安全、ということになる。つまり、嫌悪刺激の除去は報酬の成功を知らせる刺激が、学習獲得的報酬になりうることを示している、という考えである。これは回避の成功を知らせる刺激が、学習獲得的報酬になりうることを示している。実際、モリス (Morris 1975) は、回避に成功したことを知らせる刺激を後に正の強化刺激として用いることができることを示している。

もし嫌悪刺激の除去が報酬になっているのなら、嫌悪刺激の除去により報酬関連脳部位が働くのではないかと考え、そのことを確かめるためにキムら (Kim et al. 2006) は、fMRI実験を行った。この研究では、ある条件では選択反応に対し一定の確率でお金報酬が与えられたり与えられなかったりし、別の条件では選択反応に対し一定の確率でお金が差し引かれるという罰が与えられたり与えられなかったりした。前頭連合野眼窩部、とりわけその中の内側よりは生理的、学習獲得的、内発的それぞれの報酬に応答性のあることが知られている (O'Doherty 2004; Kawabata & Zeki 1994)。本研究でもこの脳部位ではお金報酬を得ると活動が増加し、お金を得られると期待しながら得られなかったときは活動が減少した。一方、お金を払わなければならない、という罰を逃れることができたときは、この脳部位の活動の増加が、罰が与えられてしまったときには活動の減少が見られた。つまり、お金の支払い、という罰からの回避（嫌悪刺激の除去）ができたときに前頭連合野眼窩部は報酬応答を示したわけである。これは嫌悪刺激の除去が報酬になっている、という考えを支持するものである。

異なった種類の報酬とそれに応じる脳部位

これまで述べてきたようにfMRI実験では、生理的報酬、学習獲得的報酬、内発的報酬が与えられること、それに嫌悪刺激の除去により側坐核、前頭連合野眼窩部で活性化の見られることが示された。側坐核、前頭連合野眼窩部の活性化は快につながると考えられ、3種類の報酬および嫌悪刺激の除去はその活性化に伴う快を促すために生物はそれらを求めて行動すると考えられる。また快の大きさとこれらの脳部位の活動の大きさには相関が認められ、これらの脳部位の活動は報酬価を反映する「共通通貨」であると考えることもできる (Rolls & Grabenhorst 2008)。

しかしながら、いろいろな報酬により活動する脳部位は必ずしも側坐核と前頭連合野眼窩部の2つだけであるわけではなく、その一方だけであったり（ほとんどの場合はどちらかは含まれている）、別の脳部位の活動が伴ったりしており、異なった種類の報酬は脳の異なったネットワークの働きに関係している可能性もある。

川畑とゼキ (Kawabata & Zeki 1994) は絵画の美しさの程度と前頭連合野眼窩部の活性化量の間に相関があることを示したが、絵画の鑑賞に伴う側坐核の活性化は報告していない。サリンプアら (Salimpoor et al. 2011) は音楽を聞くときの「ゾクゾクした感じ」は側坐核の活性化と関係

し、「これからいいところだ」と期待するときには線条体内で側坐核より上部にある尾状核が活性化することを示しているものの、前頭連合野眼窩部の活性化は見ていない。一方、石津とゼキ (Ishizu & Zeki 2011) は、音楽と絵画のそれぞれの「美しさ」の評価と前頭連合野眼窩部の活性化の大きさの間に相関が見られることを示し、この脳部位は音楽と絵画の違いにかかわらず、刺激の持つ内発的報酬価を反映した活動を示すことを明らかにしている。なお、この実験において、尾状核の活性化量は絵画の美しさの評価とは相関したものの、音楽の美しさの評価とは相関が見られていない。

一方リリングら (Rilling et al. 2002) は、人が他人と協力することに快を感じるときは側坐核、尾状核、前頭連合野眼窩部、前帯状皮質が活性化することを示している。愛する恋人に熱い思いを抱くときには中脳の腹側被蓋と尾状核が活性化する (Bartels & Zeki 2004, Aron et al. 2005) ものの、前頭連合野眼窩部の活性化は見られていない。好意的評価を受けると線条体および前頭連合野内側部が活性化するものの、前頭連合野の眼窩部(これはお金報酬では活性化している)の活動は見られていない (Izuma et al. 2008)。また人が寄付などの利他的行動をするときには中脳の腹側被蓋、線条体と前頭連合野眼窩部で活性化 (Moll et al. 2006) が、さらに不公正な行為に対して罰が与えられるのを見るときには (男性に限ってであるが) 側坐核と前頭連合野眼窩部の活性化が示されている (Singer et al. 2006)。母性愛に関係して活性化が見られたのは (Bartels & Zeki 2004)、島内側部、前帯状皮質、前頭連合野の外側部と眼窩部、尾状核、中脳の黒質などで

ある。

なお、嫌悪刺激の除去に伴って前頭連合野眼窩部の活性化は示されているが、側坐核、尾状核を含め線条体では活性化は見られていない (Kim et al. 2006)。

どのような内発的報酬であるかにより活性化する脳部位にはかなり違いが認められる。しかしそれぞれの実験の手続きや分析法に違いがあり、また統計的有意差にわずかに満たない脳活動は論文で報告されないということもあり、どの内発的報酬がある脳部位の活性化と結びつく、あるいは結びつかない、という点に関して現在のところまだ確実なことは言えない。

たとえば音楽という内発的報酬に対し、先述したように石津とゼキ (Ishizu & Zeki 2011) は前頭連合野眼窩部の活性化を報告しているが、サリンプアら (Salimpoor et al 2011) は活性化を見出していない。また、ロマンチックな愛に関係してバーテルスとゼキ (Bartels & Zeki 2004) もアロンら (Aron et al. 2005) も腹側被蓋と尾状核で活性化を示しているが、前帯状皮質の活性化はバーテルスとゼキ (2004) のみが示している。ただ全体的に言うと、側坐核はより生理的、学習獲得的な報酬に、尾状核、前頭連合野眼窩部はどの報酬にも、そして母性愛、社会性などでは前頭連合野の外側、内側部が活性化することが多いという傾向は見出される。

残された問題

　生理的報酬と学習獲得的報酬に含まれない報酬を内発的報酬と呼んでいるが、実は内発的報酬とされるものの中に学習獲得的報酬の要素が含まれている可能性がある。たとえば人と協力することは、過去には生理的あるいは学習獲得的報酬を得ることに関係していたと思われ、また好意的な評価、賞賛も過去には生理的または学習獲得的報酬を得ることに結びついていた可能性がある。利他的行動、道徳的行動も、それらの行動をすることで生理的あるいは学習獲得的報酬を得ることに実は、直接にではなく、間接的な生理的報酬との連合による「高次条件づけ」（あらかじめ条件づけが形成されている刺激＝学習獲得的報酬と新たな中性的刺激を提示することで形成される条件づけのこと）によって得られたものが含まれているのではないかと考えられるのである。

　もちろん、内発的報酬にはこうした高次条件づけによって獲得されたものではなく、生まれつきのものもあると思われる。たとえばロマンチックな愛とか、母性愛、芸術に伴う快などは真の内発的報酬と考えられる。一方で、側坐核や前頭連合野眼窩部の内発的報酬に対する応答とされ

82

るものの一部は、実は高次条件づけに基づく学習の結果であるとするなら、真の内発的報酬に応じる脳部位は実は他の報酬に応じる部位とは異なる部位である可能性も考えられる。

先に紹介したディーナーら (Deaner et al. 2005) の研究で内発的報酬と考えられた「メスザルのお尻」画像は性的報酬と結びつき、優位ザルあるいは劣位ザルは、それらとの結びつきが生理的報酬の多寡と結びついている可能性があり、そうだとすれば前頭連合野眼窩部のこうした画像刺激に対する応答は学習獲得的なものとも考えられる。ところがニューロン活動を調べた結果 (Watson & Platt 2012) は必ずしもそうではないことを示している。

この実験では興味あることに、生理的報酬であるジュースに応じるニューロンはほとんど重なっていない。つまり、写真刺激は学習獲得的報酬として働いていたのでは「ない」とみなすことができる(メスザルのお尻は、それ自体で報酬効果があったということになる)。言い換えれば、異なった種類の報酬は同じ前頭連合野眼窩部内での異なったニューロンにより処理されていることになる。

人の非侵襲的脳機能測定法による研究では、前頭連合野眼窩部は生理的報酬にも、学習獲得的報酬にも、内発的報酬にも、さらには嫌悪刺激の除去にも応じることが示されているが、実は同じ部位に併存する異なったニューロンがそれぞれの報酬処理を行っているのかもしれない。つまり内発的報酬は生理、学習獲得的報酬とは異なった脳メカニズムによって支えられるのかもしれない、という推測もできるのである。今後は脳活動の面から内発的報酬を学習獲得的要素を含む

ものとそうでないものに分ける試みをすることが必要ではないかと考えられる。

4 価値の生成とその神経機構

坂上雅道

はじめに

脳は、刻々と変化する環境において、それを持つ動物にとってその時々で最も適切な運動を選び出すための臓器である。単純な構造の神経系を持つ動物は、感覚ニューロンの出力を直接運動ニューロンに伝える反射や不随意運動がその機能の中心になるが、複雑になるにつれ、感覚と運動の間にさまざまな情報処理が介在してくる。発達した脳では、同じ環境刺激に対しても、その文脈に応じて異なる運動を選択できる。この選択の過程が「思考」を構成し、結果が行動の選択につながる場合、特に「意思決定」と呼ばれる。近年の脳科学研究は、経済学や哲学などの周辺分野の知識も取り込みながらその脳メカニズムの解明に迫りつつある。

意思決定とは

動物とは、文字どおり、自ら移動する生物である。食べ物を得るため、生殖のため、敵から身を守るために空間内を移動して目的を達成する。移動するためには自分の身の回りの環境を認識し、そのイメージの上に目標を定め、筋・骨を動かして目標に到達しなければならない。この一連の作業を行う臓器が脳（神経系）である。自分の中に外の世界を描き出すことを感覚、筋・骨を動かすことを運動という。発達した脳では、感覚を運動につなぐまでの間にさまざまな動機づけ、理が介在する（図4-1）。記憶・注意といった認知機能、ホメオスタシスを保つための情報処理、恐怖や喜びといった感情などである。たとえ感覚情報が同じでも、介在する情報処理が異なれば、出力としての運動・行動は変わってくる。

したがって、私たちの脳にはこのような介在的な情報処理の結果を最終的に1つの運動出力へと結びつけていく意思決定機能が存在するはずである。この脳の中の「意思決定ボックス」には、次元の異なるさまざまな情報が入力されてきて、これが比較可能な1次元の情報に変換され、選択が実行されると考えられてきた（Glimcher 2003）。このような比較可能な1次元の情報は、価値あるいは効用と呼ばれる。私たちが複数の選択肢の中から1つの行動を決定する場合、脳はそ

感覚　　　　　　　　　　運動

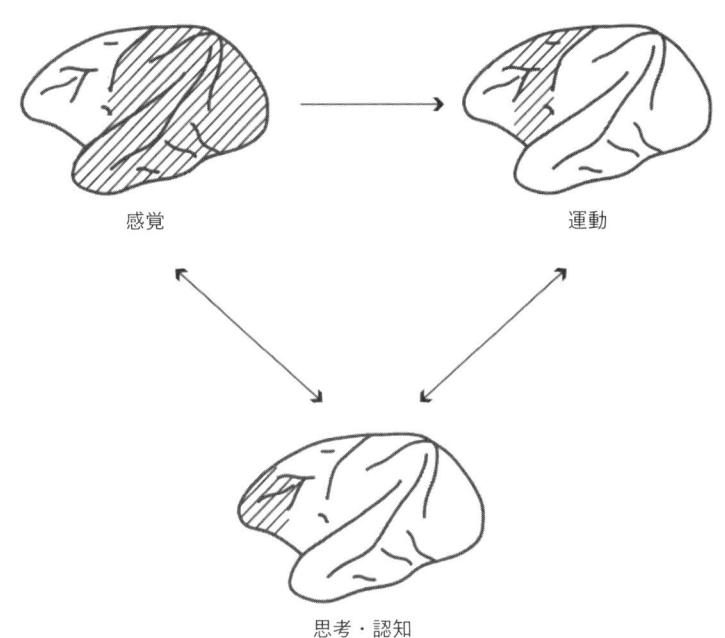

思考・認知
（判断・プラン・意味・推論・想像）
図 4-1　感覚情報の運動情報への変換

の行動を選択した結果の価値をあらかじめ計算し比較する。洋服を買おうか、ワインを買おうか？　私たちは、しばしば全く異なる商品を比較・判断しなければならない。このような価値は、私たちの体調や文脈によって変化する。だから、私たちは正確な判断のため、認知機能を駆使して考えなければならない。

ここで、「考える」という表現を使ったが、意思決定が常に意識的思考によって行われているとは限らない。むしろ、多くの場合、意識とは関係なく、ある意味自動的にこの計算過程が働くことも、近年の研究が指摘

87　　4　価値の生成とその神経機構

している。価値の生成、価値の比較の神経メカニズムの解明は、意思決定神経科学における重要な研究対象であるとともに、神経経済学の中心的課題として、近年社会科学からも注目を集めている。この章では、意思決定、特に価値の生成に関わる最近の研究を概観することにより、その脳メカニズムの現時点での理解をはかるとともにその将来を展望してみたい。

線条体－中脳ドーパミン回路と価値の生成

近年、大脳基底核、特に線条体は、価値の生成に重要な役割を果たす脳領域として注目を集めている。価値とは、ここでは、特定の刺激（物体・事象）や行動に対して期待できる報酬と罰の総和と定義する。線条体には、中脳の黒質緻密部と腹側被蓋野のドーパミンニューロンから投射があり、この中に含まれる報酬予測誤差情報が、大脳皮質から送られてくる感覚情報や運動情報と結びつくことにより、報酬予測情報、すなわち価値が生成されると考えられている（銅谷 2007）。

報酬予測誤差とは、予測された報酬と実際に与えられた報酬の差のことを指す。中脳ドーパミンニューロンが、報酬予測誤差をコードするというシュルツらの発見が、2000年代の意思決定研究の興隆のきっかけとなった。シュルツら（Schultz et al. 1997）は、この価値の学習に中脳

のドーパミンニューロンが重要な役割を果たしていることを見出した。中脳の黒質緻密部と腹側被蓋野にはドーパミンを産生するニューロンがあり、これらのニューロンが大脳基底核や大脳皮質に投射している。この投射経路に沿った脳部位を人為的に電気刺激すると、餌などの報酬と同じような効果があることから（脳内自己刺激）、ドーパミンは動機づけと密接な関係があると考えられてきた（Wise 2004）。これを受けて、シュルツらは、彼らの行った一連の実験の結果をもとに、ドーパミン報酬予測誤差説を提唱することになる。

シュルツらは、サルの中脳ドーパミンニューロンから単一ニューロン活動の記録を行い、ドーパミンニューロンが、サルに報酬（この場合はジュース）を与えたときに応答することを見出した（図4-2（a））。次に、視覚刺激を条件刺激（CS）、ジュースを無条件刺激（US）としてサルに古典的条件づけを行うと、ドーパミンニューロンは、もはやジュースを与えても応答しなくなり、それに先立つ視覚刺激（CS）の呈示に応答するようになる（図4-2（b））。ときどき、サルの期待を裏切って、条件刺激の後ジュースを与えないようにすると、ドーパミンニューロンの応答は一時的に下がってしまう（図4-2（c））。つまり、条件づけ前は、報酬を期待していないところにジュースが来るので、正の報酬予測誤差が生じ、それに対してドーパミンニューロンは、活動を上昇させる。しかし、条件づけ後、報酬が来ると予期されているところにジュースが与えられても、報酬予測誤差は0なのでドーパミンニューロンの活動に変化はない。逆にジュースが与えられないと負の報酬予測誤差が生じて、活動は減少する。ドーパミンニューロンのこ

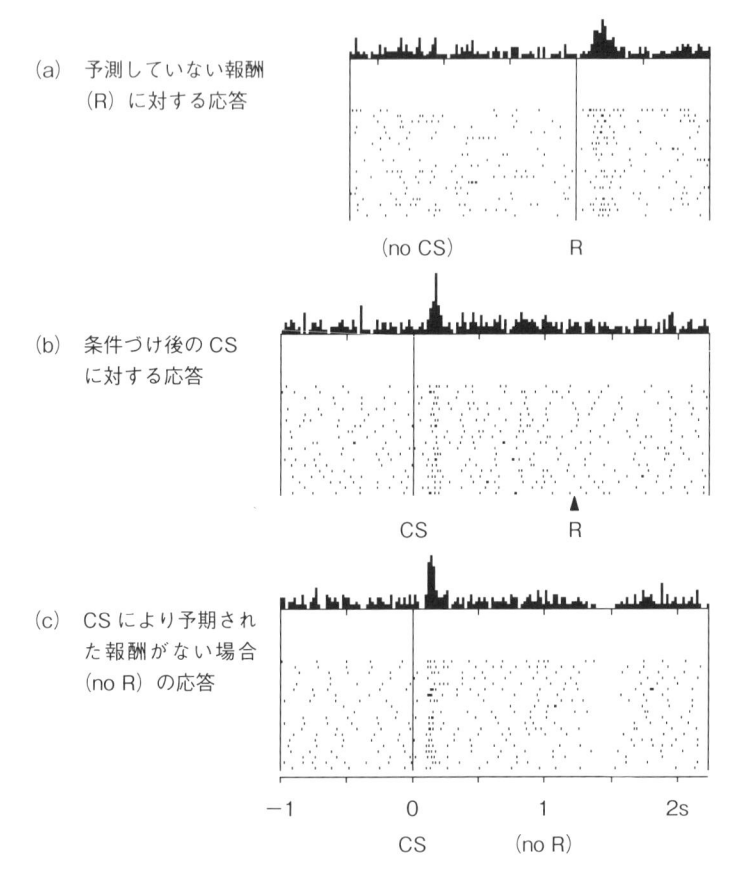

(a) 予測していない報酬
(R) に対する応答

(no CS)　　　R

(b) 条件づけ後の CS
に対する応答

CS　　　　　R

(c) CS により予期され
た報酬がない場合
(no R) の応答

−1　　　0　　　1　　　2s
CS　　　(no R)

図4-2　**中脳ドーパミンニューロンの報酬予測誤差応答**（Schultz et al. 1997 より改変）

それぞれの図で、下のラスターグラムはドーパミンニューロンが活動電位を発射した時点を示している（一行が一試行で同様の試行が繰り返されている）。上のヒストグラムは、時間ごとの発射頻度の合計を表す。

報酬予測誤差情報は、報酬に先立って呈示された刺激に対して、その刺激が次に呈示されたときにどのくらいの報酬を期待していいのか、その知識（価値）を書き換えるための教師信号となる（強化学習: Sutton & Barto 1998）。すなわち、刺激の価値を学習するためのフィードバック信号と解釈することができる。このドーパミンの報酬予測誤差信号は大脳基底核や前頭葉に送られて、そこにある事象や行動の情報と結びついて報酬予測情報、すなわち価値ができると考える（Rangel et al. 2008）。

われわれは、ドーパミンニューロンの報酬予測誤差情報の生成についてより詳しく調べるために、ランダムドットモーションを使った報酬予測課題をサルに訓練し、その課題遂行中のサルのドーパミンニューロンから単一ニューロン活動の記録を行った（図4-3。ここでは、一方向の動きは大報酬（0.38mlのジュース）を意味し、反対方向の動きは小報酬（0.16mlのジュース）を意味した）(Nomoto et al 2010)。色刺激や形など単純な視覚刺激を使って報酬との間に条件づけを成立させ、刺激呈示時のドーパミンニューロンの応答を記録すると、刺激呈示後約100ミリ秒に一過性の報酬関連応答が見られる。色や形に代えてランダムドットを使うと、1つの動き刺激に対してドーパミンニューロンは2度一過性に応答した。応答潜時約100ミリ秒の1度目の刺激に対する応答は、報酬量の課題全体での平均値を反映し、潜時約250ミリ秒の2度目の応答は、それぞれの刺激に対する期待値を反映したものであった（図4-3（a））。この課題では、画面に提示された多数のドットがバラバラの方向に動くが、そのうちどの方向

に動くドットが多いかをサルは答える（たとえば、左方向）。そのときの弁別の難易度は、何％のドットが一致して一定方向に動くか（コヒーレンス）によって決まる。霊長類の脳がランダムドットの方向弁別を行うには、大脳皮質視覚連合野のMT（Middle Temporal）領域が必要であり、その処理には少なくとも100ミリ秒以上が必要である（Gold & Shadlen 2007）。ドーパミンニューロンの潜時100ミリ秒の1度目の応答は、刺激がどちらに動いたかの情報は含まず、単に刺激の検出を反映したものであり、大脳皮質MT野の処理を経ない情報をもとに計算されている可能性がある。したがって、報酬予測誤差を計算するドーパミンとしては、報酬を期待していない状態からの誤差）。しかし、直後にやってくる動きの方向の情報により、ドーパミンはその試行でどれだけの報酬が得られるか計算することができる。よって2度目の応答は、それぞれの刺激によって予測できる報酬量と平均値との誤差を反映したものになる（小報酬方向の刺激に対しては応答が減っていることに注意）。

サルの実験の場合は、正解した場合にのみ報酬が与えられたため、それぞれの刺激における報酬期待値は、動きの方向（大報酬 or 小報酬）×正答率（コヒーレンスに依存）ということになる。

つまり、ドーパミンニューロンは、脳の感覚情報処理領域から送られてくる感覚情報をもとに、過去の報酬履歴と結びつけながら刻々と報酬予測誤差情報を出力していることがわかる。このようなサルの応答は、サルが動きの方向を誤って反応した場合にも変化がなかった（図4-3（b））。これらの実験から、ドーパミンニューロンは、生体の知覚的判断や反応とは関係なく、刺激とその後

92

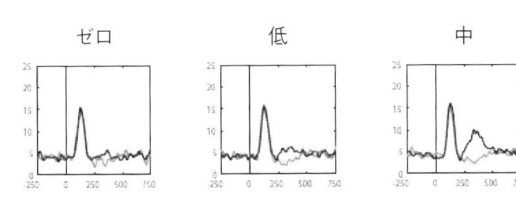

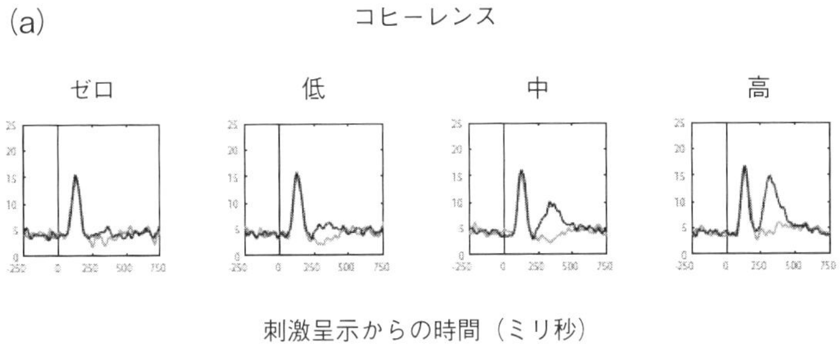

(a) コヒーレンス

ゼロ　　　　低　　　　中　　　　高

刺激呈示からの時間（ミリ秒）

(b)

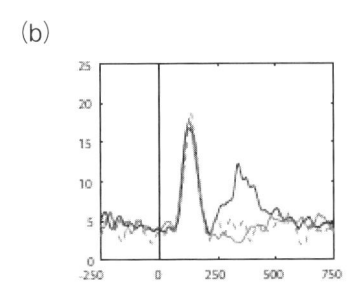

刺激呈示からの時間（ミリ秒）

図4-3　ランダムドット刺激に対するドーパミンニューロンの報酬予測誤差応答（Nomoto et al. 2010）

(a) 弁別難易度（コヒーレンスの違い）と報酬予測誤差応答
黒線は大報酬刺激に対する応答、灰色線は小報酬刺激に対する応答で、いずれも正反応試行におけるもの。縦軸は、ドーパミンニューロンの平均発火頻度（1秒あたりの活動電位頻度）を表す。
(b) 誤反応試行（小報酬刺激に対しての誤反応）におけるドーパミンニューロンの応答
実線は、(a) の中コヒーレンス試行の図と同じ。破線は、小報酬方向に動いた刺激に対して、サルが誤反応した場合の応答。

4　価値の生成とその神経機構

に起こった報酬イベントを客観的・確率的に結びつけ報酬予測誤差情報を作り出し、大脳基底核を中心とする脳の各部位に、報酬期待アップデートのための情報、あるいは学習のための教師信号として出力していると考えられる (Yamamoto et al. 2011)。

ドーパミンニューロンの報酬予測誤差は、大脳基底核で大脳皮質からの情報と統合され、報酬予測や運動学習に使われると考えられている (銅谷 2007)。川越らは、記憶誘導性サッケード課題に報酬予測的要素を加え、サルに訓練し、この課題遂行中のサルの大脳基底核から単一ニューロン活動を記録した (Kawagoe et al. 1998)。この課題 (1 direction reward (1DR) 課題) では、サルは2ないし4ヶ所のうちの1ヶ所に呈示される刺激の位置を記憶し、後にその位置に眼を動かすことが要求された。正解後に与えられる報酬の量は、場所によって決まっており、サルは正反応後に与えられる報酬量を刺激呈示時点で予測できた。たとえ報酬が与えられないとわかっても、正解しないと次の試行に進めないようになっていたため、サルは無報酬試行でも高い正答率を示した。多くの尾状核ニューロンが刺激やサッケードの空間位置をコードしていることはこれまでにも知られていたが、非対称の報酬条件が加わることにより、これらのニューロンのほとんどが報酬期待に関連した応答の変化を示した。特に、刺激が呈示される前から報酬期待に関連する応答を示すニューロンの存在は尾状核に特徴的であり、この持続性の報酬期待の成分がバイアスとなって行動に影響を与えうることも示されている (Lauwereyns et al. 2002)。

このような大脳基底核線条体における報酬期待に関わる応答は、鮫島ら (Samejima et al.

2005）によっても反応（レバーを左に倒すか、右に倒すか）に基づく報酬期待というかたちで示されている。さらに、レイノルズら（Reynolds et al. 2001）は、大脳皮質からのグルタミン酸入力と中脳からのドーパミン入力が結びついて長期増強を起こす過程を、ラットを用いて示している。

その後、多くの研究が、価値の生成、すなわち報酬予測に、線条体－中脳ドーパミン回路もこの線条体－ドーパミン回路のメカニズムですべて説明できるのか？　このような問いに答えるために、われわれは、意思決定課題を遂行するサルやヒトの大脳皮質前頭前野の神経活動と大脳基底核線条体の活動を直接比較する研究を行ってきた（Yamamoto et al. 2011）。

意思決定に関わる2つの神経回路

神経経済学では、脳は商品の魅力を1次元の軸上で比較可能な価値（効用）に変換し、比較すると考える（Glimcher 2003）。このような価値は、文脈によって変化する。たとえば、今夜の食事はすき焼きにするなら、牛肉の価値は高いが魚の価値は低い。しかし、すき焼きの材料を買いにスーパーマーケットに行って、おいしそうなマグロの刺身を見たとたん、夕食のメニューを変

えてしまうこともある。なぜ、すき焼きのプランで材料を探しているのに、プランにないマグロが価値を持ってしまうのか？　私たちの脳には、今思い描いているプランに従って価値を計算するシステムと、プランや文脈の影響をあまり受けずに比較的安定的に価値を計算するシステムがあるようである。

このようなヒトの脳における意思決定の二重性を垣間見せるような例が、フランスの神経内科医であるレルミットら (Lhermitte et al. 1986) によって報告されている。彼らによると、前頭前野に障害を持つ患者の多くが、他人の行為を真似たり (imitation behavior: 模倣行動)、必要ないのに目の前にあるものを利用したり (utilization behavior: 利用行動) することを抑えられない。たとえば、招待された他人の家で、ベッドルームを見たとたん、服を脱いでベッドに入り込む患者の例が紹介されている。ベッドを見て服を脱いでもぐりこむこと自体は、決しておかしな習慣ではない。むしろ、ベッドという刺激に対して最も高い確率で生じる意思決定と言えるかもしれない。しかし、他人の家に招待されたという文脈では、当然抑制されるべき行為である。このような前頭前野に障害を持つ患者は、習慣化した確率依存の意思決定システムは維持されているが、文脈によって変化させなければならない意思決定の制御に問題があるように思われる。この前頭前野損傷に伴う文脈依存的意思決定システムの障害は、ストループテストやウィスコンシンカード分類テスト、ギャンブリング課題などを使った研究でも指摘されている (Fuster 2008)。

カリフォルニア工科大学の下條ら (Shimojo et al. 2003) は、異なる視点から、この意思決定の

二重性に光を当てている。下條らは、実験協力者に2枚一組になった異性の写真を見せ、どちらの写真の人物がより魅力的かを答えさせた。このとき、同時に眼球運動を測定し、判断までの間に実験協力者がどこを見ているかを調べた。多くの実験協力者は、最終的にどちらに選ぶことになる写真の方を見ている場合が多かった。別の言い方をすれば、判断の約0.5秒前から、眼球運動についてほとんど意識していない。通常、われわれが好みについて判断を下すとき、判断の規準となる材料をあれこれ思い浮かべ、それらを総合的に考えて、どちらが良いかを決める、と考えている。しかし、下條らは、彼らの実験の結果から、このような意思決定の順序は必ずしも必然ではなく、無意識的な決定が先で、意識的な判断はその結果を受けているに過ぎない場合もあることを示唆した。

下條らの研究を受けて、スウェーデンのヨハンソンら (Johansson et al. 2005) は、意思決定における意識的判断の意味を問い直す実験を行った。彼らは下條実験同様、2枚一組の異性の写真の中からどちらが好みかを選ばせた。選んだ後、いったんカードを伏せて、その後実験協力者が選んだ方の写真だけを呈示し、その写真を選んだ理由を答えさせている。このとき、何試行かに一回、選んでいない方の写真を呈示して、同様にこちらの写真が良い理由を答えさせた。もちろん、自分が選んでいない方の写真が良い理由など答えられそうもないが、かなりの確率で実験協力者は選んでない方の写真が呈示されたことに気づかず、なぜその写真が好みかを答えた。このこ

4　価値の生成とその神経機構

とを示唆する、好みについての選択とその意識的理由づけが、必ずしも常に一致しているこ

下條らは最近、このような選好課題遂行中の実験協力者の脳活動をfMRI（functional Magnetic Resonance Imaging）を使って測定・解析した（Kim et al. 2007）。この実験では、実験協力者は2枚の異性の写真のうちどちらが好みかを判断することを求められたが、2枚の写真は判断が決まるまで継時的に繰り返し呈示された。最終的に好ましいとされた写真が呈示されたとき、脳のどの部位が関連する活動を示したかが調べられたが、一度目の呈示のときと反応直前の呈示のときで、活動部位が異なっていたことがわかった。一度目の呈示の際は、ドーパミンニューロンから強い投射を受ける大脳基底核の側坐核が最終的に選ばれた写真に強く反応したが、最後の呈示の際は、その応答は消え、前頭前野内側部に関連する応答が現れた。彼らは、側坐核の応答は無意識の選択に関係しており、前頭前野の応答は意識的理由づけを反映するものではないかと考えた。

以上の実験の結果を総合的に考えると、このような選好課題での意思決定においては、次のようなことが示唆されているように思われる。われわれの脳は、まず皮質下の報酬情報処理に関わる回路で潜在的（無意識的）にどちらが良いかを決定し、この結果が大脳皮質、特に前頭前野に送られて顕在化（意識化）される。しかし、前頭前野は、皮質下の領域が判断したときの材料とは異なる材料でこの決定を理由付けなければならないときがあり、その判断は時には皮質下の判

98

断とは一致しない。

玉川大学脳科学研究所の山本らは、前頭前野と大脳基底核の意思決定における役割の違いを明らかにするために、ランダムドットの動きの方向を報酬の手がかりとする実験を行い、fMRIを使って関連する脳活動を調べた（山本ほか 2008, Yamamoto et al. 2011）。山本らは、実験協力者にランダムドットモーションを見せ、その動きの方向（左あるいは右）を判断させた。ランダムドットモーションは、一致して動くドットの％（コヒーレンス）を変えることで、弁別の難易度を変えることができるが、実験では高コヒーレンス刺激（正答率90％相当）と低コヒーレンス刺激（正答率70％相当）の2種類が使われた。このとき、一方向の動き刺激（たとえば、左）。実験協力者ごとに固定）にはジュース（報酬）が伴い、反対方向の動き刺激（たとえば、右）には人工唾液（非報酬）が伴った（実験協力者にはあらかじめ水分を制限してもらい、喉が渇いた状態で実験に参加してもらった）。

この実験では、液体報酬（または非報酬）は、実験協力者の反応の正答・不正答にかかわらず、ランダムドットの動きの方向に関連して与えられた。したがって、実験協力者は、ランダムドットの動きの方向を弁別しながら、同時に報酬の有無も予測することになるが、実際、大脳基底核の尾状核と前頭前野内側部に報酬予測関連活動が見られた（図4-4）。尾状核は、前述の側坐核と連続する脳部位で、やはり中脳ドーパミンニューロンからの投射を強く受ける。山本らの実験では、刺激がはっきりしている高コヒーレンス条件のとき、刺激に基づきジュース報酬を予測す

(a) 尾状核　　　　　　(b) 前頭前野内側部

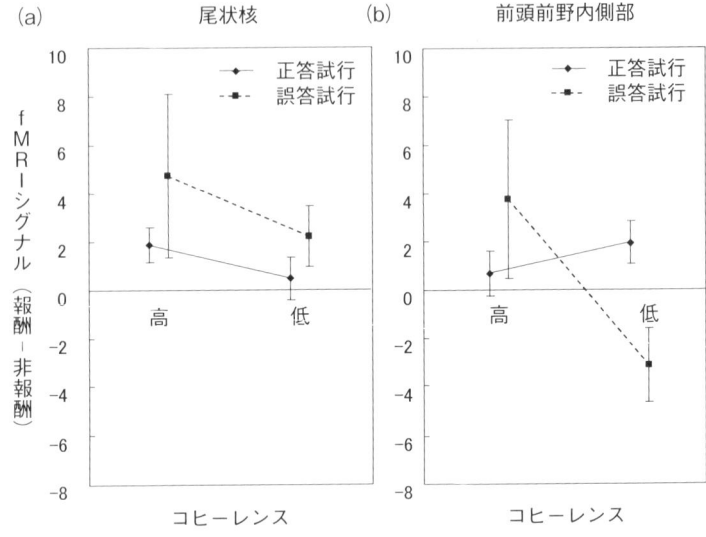

図 4-4　ランダムドット刺激弁別課題におけるヒトの脳の報酬予測脳活動
(a) は尾状核の、(b) は前頭前野内側部の BOLD 信号。(Yamamoto et al. 2011 より改変)

る脳活動が見られた（図4-4 (a)）。この応答は、実験協力者がランダムドットの動きの方向を誤って判断したときでも、その判断の影響は受けず、実際の刺激の方向に依存したものであった。一方、前頭前野内側部における報酬予測活動は、刺激が曖昧な低コヒーレンス条件で強く、実験協力者が誤った判断をした場合は、その判断に依存したかたちのものとなった（図4-4 (b)）。つまり、大脳基底核の尾状核では、刺激と報酬の関係を客観的に反映したかたちでの価値の生成がなされ、前頭前野内側部では外部刺激の情報を補完するかたちで主観的な知覚判断に基づく価値の生成がなされているように思わ

れる。

モデルフリーシステムとモデルベースシステム

山本らが明らかにした価値生成のための2種類の神経活動は、ドゥラが提唱した意思決定のための2つの処理システムと関係するように思われる。ドゥラ (Daw et al. 2005) は、脳における行動決定にモデルフリーシステムとモデルベースシステムという2つの制御システムがあることを主張した。ともに強化学習で表現されるが、モデルフリーシステムは、条件づけやTD (Temporal Difference) 学習のように刺激や反応とその結果の関係をキャッシュしていく構造を持ち、直前の結果がすぐに学習に反映されるような柔軟なシステムではないが、確率的には安定的な予測を可能にする。モデルフリーシステムは、中脳ドーパミンニューロンとその投射先である大脳基底核によって構成される神経回路によって実現されていると考えられた。一方、モデルベースシステムとは、事象間の連合関係を樹形図状につなぎ合わせていったような構造を持ち、連合間の関係は状況に依存して分岐するので生体の行動選択に柔軟性を与えうる。さらに、このような事象間の連合の樹形図的構造は、特定の環境での生体の行動に関する内部モデルを形成することになり、行動決定に先立ってシミュレーションを可能にする。モデルベースシステムは、前

頭前野を中心とする大脳皮質内の回路が重要な役割を果たしていると考えられており、意識的な意思決定とも密接な関係があると思われる。

先に述べた1DR課題においては報酬が与えられる試行と報酬が与えられない試行があるが、正答率に多少の差があるものの、サルは比較的高い正答率で課題を遂行する。試行の途中で報酬が無いということがわかるのに、なぜ報酬が与えられない試行でも課題を遂行するのだろうか？ この課題では、誤反応を行った試行は正反応を行うまで繰り返される、という矯正法が用いられた。つまり、無報酬試行でもその試行をクリアしないとその先にある報酬試行にたどりつけない。1DR課題におけるサルの高い正答率は、サルが目先の報酬だけでなく、その先にある報酬も計算に入れた長期的行動計画でこの課題を遂行していることを示している (Kobayashi et al. 2007)。

このような観点から見ると尾状核（線条体の一部）の報酬関連ニューロンの応答は、短期的な行動計画を反映しているように思われる。図4-5（a）は、ターゲット刺激呈示後に応答を変化させるニューロンのうち、報酬情報による影響を受ける33個のニューロンの応答を加算平均して示したものである。ターゲット刺激呈示前は、ニューロンの好む位置（受容野）に報酬と関連する応答が呈示されることを期待するかのような応答が見られる（灰色の太線と細線）。刺激呈示後の応答は、ニューロンの好む位置に刺激が呈示された場合にのみスパイク発射率は増加し（灰色の太線）、たとえニューロンの受容野に刺激が呈示されてもその刺激が無報酬を予告する場合

(a) 尾状核ニューロン

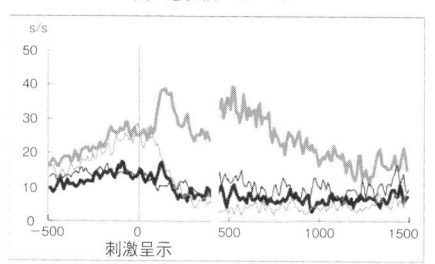

(b) 前頭前野外側部ニューロン

	CUE^{Pref}	CUE^{Anti}
RWD^{Pref}	報酬あり	報酬なし
RWD^{Anti}	報酬なし	報酬あり

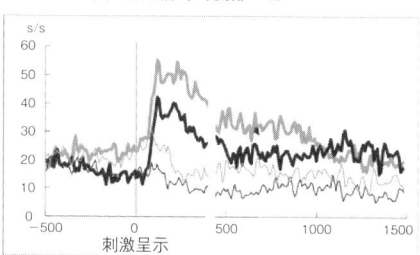

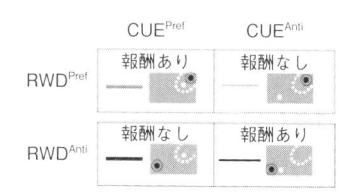

図4-5 大脳基底核線条体（a）と前頭前野外側部（b）における報酬関連ニューロンのポピュレーション活動（Kobayashi et al. 2007 より改変）

下の挿入図：白色の破線は、ニューロンの受容野を示す。ターゲット刺激は、受容野内（CUEPref, 白色破線内の白い点；ヒストグラムでは太線）か、受容野の外（CUEAnti, 白色破線の外の白い点；ヒストグラムでは細い線）に呈示される。報酬位置が受容野と一致する場合（RWDPref, 白色破線内にブルズアイマーク；ヒストグラムではグレイの線）と一致しない場合（RWDAnti, 白色破線の外にブルズアイマーク；ヒストグラムでは黒線）がある。CUEPref-RWDPref 条件と CUEAnti-RWDAnti 条件では、正反応に対して報酬が与えられる。一方 CUEPref-RWDAnti 条件と CUEAnti-RWDPref 条件では、その試行では正反応でも報酬は与えられない。ヒストグラム中の縦線は、ターゲット刺激のオンセットを示す。

（黒の太線）や、刺激は報酬を予告するがその刺激の呈示位置がニューロンの好む位置でなかった場合（黒の細線）は、応答しない。つまり、自分の担当する空間位置に呈示される刺激が報酬を伴う場合にのみ応答している。

それに対して、前頭前野ニューロンの応答は比較的長期的行動計画を反映しているように見える。図4-5（b）は、5（a）同様報酬情報によって応答に変化が見られる刺激呈示位置選択的ニューロンのポピュレーション応答である（N=13）。前にもふれたように、前頭前野ニューロンは、尾状核ニューロンに比べてターゲット刺激呈示前の応答は小さい。刺激がニューロンの好む位置に呈示されると発射活動は上昇するが、尾状核ニューロンとは異なり、報酬が期待されない場合でもある程度の応答を見せる（黒の太線）。これらのニューロンの応答パターンは明らかに報酬情報の影響を受けたものだが、実際の行動から推測できるサルの長期的報酬期待も反映しているように思われる。ワトキンスとダイヤン（Watkins & Dayan 1992）は、将来の報酬が現在の行動にどのように反映されるかを表す強化学習モデルを提案した。

$$E[r(t)+\gamma r(t+1)+\gamma^2 r(t+2)+\cdots]=E\left\{\sum_{\tau=t}^{\infty}\gamma^{(\tau-t)}r_\tau\right\}$$

Eは行動の動機となる将来期待できる報酬の総量を表している。r（t）は試行tにおける報酬価であり、γは0以上1以下の値をとる重みづけで、現在の報酬価が先に延ばされることでど

れだけ減衰するかを示している。目先の報酬を期待して行動する場合のγは小さく、長期的なビジョンで行動する場合のγは大きくなる。これを尾状核ニューロンに当てはめてみるとγはきわめて0に近く、前頭前野のニューロンの発火率は0・5よりも大きい（Kobayashi et al. 2007）。

われわれの神経系は、短期的な動機に基づく行動計画を作成する系（大脳基底核経路）と長期的な情報の蓄積をもとに行動計画を作成する系（大脳皮質経路）を持っており、これらが上丘などの運動出力に近い場所で統合されて運動命令となる。状況に応じて、2つの並列な系のバランスは変わり、その結果行動が変わる。バランスが前者に偏った場合、より衝動的で微視的な行動となり、後者に偏った場合はより冷静でストイックな行動となる。このことは、それぞれの系に障害が起こった場合の臨床報告とも一致しており、私たちの個性の説明にもつながってくる。

推論と前頭前野

ヒトの知性の特徴は、条件づけなどで獲得した事象の連合の情報をさらに組み合わせることにより、複雑な予測や計画を造る能力にある。実際に経験していないようなことも、このような能力により推論することができる。このような機能は大脳皮質、特に前頭前野のモデルベースシス

テムの働きにより実現されていると考えられる。

その基礎を理解するために、われわれはサルに推論課題を学習させ、その課題遂行中の前頭前野ニューロンの活動を調べた (Pan et al. 2008; Yamamoto et al. 2011; Pan & Sakagami 2012; Pan et al. in press)。この実験では、6つの視覚刺激を2つのグループに分け、まず、それぞれの関係を学習させた (A_1、B_1、C_1によるグループとA_2、B_2、C_2のグループ)。次に、C_1とC_2を使ってグループとジュース報酬の関係を教え、A_1、A_2、B_1、B_2と報酬との関係を推測させた(図4–6 (a))。サルのそれぞれの刺激に対する反応時間や正答率によって報酬予測を間接的に知ることができるが、サルは直接の経験なしに刺激と報酬の関係が推論できることを示した。このことは、前頭前野外側部のニューロンも行動同様、直接経験なしに報酬の関係を予測する活動を示した。前頭前野ニューロンが、C刺激と報酬の関係とグループ(カテゴリー)の関係を結びつけることにより、直接経験していないA刺激やB刺激と報酬の関係を推論していることを示している。さらに、B刺激だけを使って新しい刺激とグループの関係を教えた場合でも、同様の手続きで、サル自身の行動と前頭前野ニューロンが新しい刺激と報酬の関係を推論できることもわかった(図4–6 (b))。

詳しい解析の結果、前頭前野ニューロンは、刺激をカテゴリー化してコードし、そのカテゴリー情報と意味の情報(この場合、報酬情報)を結びつけることによって報酬予測(価値の生成)を行っていることがわかった (Pan et al. 2008; Pan & Sakagami 2012; Pan et al. in press)。このような

(a) 報酬教示試行（RIT）

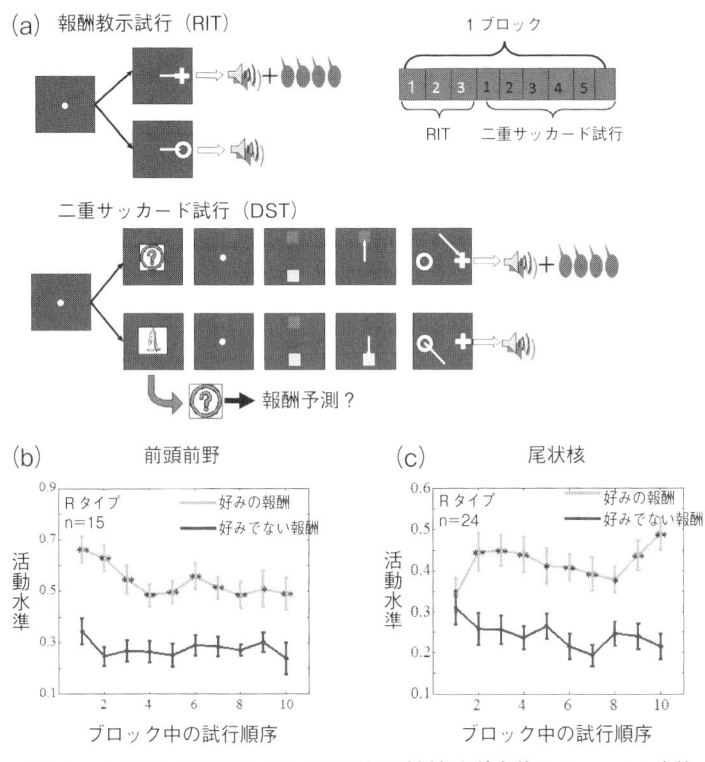

二重サッカード試行（DST）

(b) 前頭前野

(c) 尾状核

図4-6 推移的推論課題における前頭前野外側部と線条体のニューロン応答

報酬予測（価値の生成）機能が、大脳基底核ニューロンのものとどう違うかを知るために、推論課題遂行中のサルの尾状核と前頭前野からニューロン活動の同時記録も行った。

その結果、多くの尾状核ニューロンが報酬予測的応答を見せたが、C刺激を使った学習試行直後の推論試行では、最初の1試行目だけは報酬の予測ができなかった（図4-6（c））。2試行目からは前頭前

野ニューロン同様報酬予測的活動が見られたが、1試行目の経験が使えるため、この予測的活動は推論によるものとは言いにくい。一方、サル自身の行動と前頭前野ニューロンでは1試行目から報酬予測的活動が見られた（図4-6（b））。したがって、前頭前野と尾状核では異なるメカニズムで報酬予測を行っていると言える（Pan et al. in press）。直接の経験なしに過去に経験した連合情報を組み合わせて新しい関係が推論できる前頭前野ニューロンはモデルベース的処理を可能にし、直接経験に依存して報酬予測を行う尾状核ニューロンはモデルフリー的な処理の特徴を持っている。

おわりに

　私たちの意思決定は、事象と報酬の経験的関係を客観的・確率的に結びつけて価値を計算するモデルフリーシステムと、直接経験によって形成された連合をカテゴリーや論理によって結びつけ、直接経験していない価値の予測を可能にするモデルベースシステムの協調と競合によって成り立っている。この2つのシステムの関係については、未だほとんどわかっていないと言ってもよいだろう。

　ただ、この関係を考えるにあたってのヒントは、脳の進化にあるかもしれない。大脳基底核は

108

進化的に古く、大脳皮質、特に前頭前野は新しい。哺乳類では、げっ歯類から霊長類まで大脳基底核についてはかなりの部分共通の構造から成り立っているが、前頭前野については霊長類、特にヒトにいたって飛躍的に進化する。構造が機能を決定するならば、モデルフリーシステムは哺乳類に共通の機能であり、モデルベースシステムは霊長類と他の哺乳類とで大きく異なる、霊長類に特徴的な新しい機能である。モデルベースシステムの違いこそが、いわゆる「知性」の違いである。

脳の進化は、古いものを残したままその上に新しいものを重ねるという構造を持つ。たとえば、眼球運動の制御を考えて見ると、古い脳から新しい脳まで、それぞれが独自に眼球運動を制御する回路を持つ。新しい脳によって固視の機能が働くとき、古い機能である前庭動眼反射が抑制されるように、機能の競合関係が生じたときには上位から下位に対する抑制性の制御が働く場合がある。前頭前野損傷患者に見られる模倣行動や利用行動は、上位の神経機構であるモデルベースシステムによる、下位の神経機構であるモデルフリーシステムの働きに対する抑制ができなくなった例と解釈することができる (Sakagami et al. 2001; Sakagami et al. 2006; Sakagami & Pan 2007)。

喉が渇いたときに、目の前にある他人のコップに手が伸びるのは、モデルフリーシステムの働きである。モデルフリーシステムは、文脈にかかわらず、特定の刺激とその価値の関係を確率的に計算し、行動に反映させる。条件を何も考えなければ、私たちの人生の中で、コップを見たとき最も高い確率で出現する反応は、飲むと言う行為である。しかし、モデルベースシステムは、

コップが置かれている状況についてさまざまな事象間の関係を想起させ、それらをシミュレーション可能なかたちで結びつけさせる。コップの位置とその近くに座っている人との空間的関係や、テーブルにいる人と人との関係など、これらの関係も考慮され、コップの水を飲んでしまうとどのような結果が生じるのか、モデルベースシステムは予想する。前頭前野の推論機能は、このようなシミュレーション可能なストーリー（内部モデル）を作ることを可能にする。

このようなシミュレーションの結果、社会的な罰が予想されると、モデルベースシステムとしては、モデルフリーシステムの無意識的で自動的な命令を抑制しなければならない。このような抑制機能が失われた前頭前野損傷患者は、社会的価値を無視したモデルフリーシステムの暴走を抑制できない。損傷のない脳でこのような抑制が働くためには、モデルフリーシステムの出力を評価する機構がモデルベースシステムの中になくてはならない。

今のところ、これらの疑問に対して、脳科学はまだほとんど答えることができない。しかし、ひとつの可能性は、感情・情動にあるかもしれない。ダマシオらは、そのソマティック・マーカー（somatic marker）仮説の中で、意識的には知り得ない脳の「情動的変化」(Damasio 1996) は、体性感覚の変化を介して大脳皮質の知るところとなるという説を提唱している。意思決定の脳メカニズムの中で、情動や感情がどのような役割を果たすのか、まだ明らかではない。異なるシステムの統合に、未だ明らかにされていない情動・感情のメカニズムが重要な役割を果たしているのかもしれない。

110

ヒトの場合、動因でもなく、ホメオスタシスとの関係が明確でないものが動機となって行動が起こることがある（たとえば、知識欲や親切心）。見ず知らずのお年寄りが困っているのを見ると、見返りを期待できなくても手助けしたくなる。これらの動機は、ホメオスタシスとの関係が明確な誘因とは区別して、内発的動機づけと呼ばれる。

内発的動機づけを条件づけの視点からホメオスタシスと結びつけて理解しようとする立場もある（たとえば、寄付による満足や称賛といった社会的報酬は、一次的欲求が満たされたときに活動する側坐核など大脳基底核の報酬回路の活動を上昇させるという報告がある。Moll et al. 2006; Izuma et al. 2008）。一方、最近、社会的報酬を求めるために生まれる社会的動機を学習によって作り出すための機構が、線条体－ドーパミン回路とは別にあるとする研究も出てきた（Behrens et al. 2008）。ベーレンスらは、お金による報酬と社会的価値を同時に学習する課題遂行中の研究協力者の脳活動をｆＭＲＩを使って調べた。すると、前頭前野内側部（帯状回腹側部）でドーパミンの報酬予測誤差信号にあたる社会的価値の予測誤差信号が観察された。

ヒトは社会的動物だと言われる。最後通牒ゲームに見られるように、ヒトは個人の報酬ではなく、集団の報酬を大きくするような方略をとることがあるが、ヒトの脳には、個人のホメオスタシスを作り出す機構だけでなく、社会的動機を作り出す別の機構も備わっているのかもしれない。

5 報酬期待の神経科学

筒井健一郎・小山 佳

はじめに

報酬の受容や期待に伴って、実に多くの脳領域が賦活することが、脳機能イメージングの実験により繰り返し確認されている。また、これらの脳領域のニューロンの活動に、報酬期待がどのように反映されているかについて明らかになってきた。本章では、まず、報酬期待の意義について認知行動学的な見地から議論した上で、脳内のさまざまな領域で見つかる、報酬に関連した神経活動の特徴と機能的意義についての知見を整理し、最後に、脳がシステムとしてどのように報酬情報を処理しているかについて、筆者らの見解を述べたいと思う。

報酬期待の認知行動学的意義

期待とは、将来に何か好ましいことが起きることを予想して待ち受けることである。したがって、未来について思考する能力が備わっている動物でないと、当然「期待する」ことはできない。未来に関する思考には、大脳皮質の前頭連合野が特に重要な役割を果たしていると考えられているが、系統発生的に、大脳皮質が発達するのは哺乳類以降である。脳の構成から推測すると、報酬を期待することができるのは、かなり高等な動物だということになる。

報酬の期待は、一般に、報酬を予期させるような外部刺激が与えられたときや、欲求にしたがって報酬獲得行動を遂行しているときに高まる。報酬の期待が高まっていることを示す行動学的指標としては、スキナー箱におけるハトのキーつつき行動が有名であるが、筆者らが用いている頭部固定されたサルやラットでは、報酬のジュースが与えられる飲み口（スパウト）を予期的に舌先で繰り返し舐める「リッキング（licking）」行動が見られる（図5-1）。

筆者らは、報酬期待の認知行動学的意義の主なものとして、少なくとも2つあると考えている。

その1つ目は、自律神経系に働きかけて覚醒（arousal）水準を上げるとともに、情動・動機づけを高めることである。これにより、報酬が目の前に現れたときに獲得行動を確実に起こせるよう

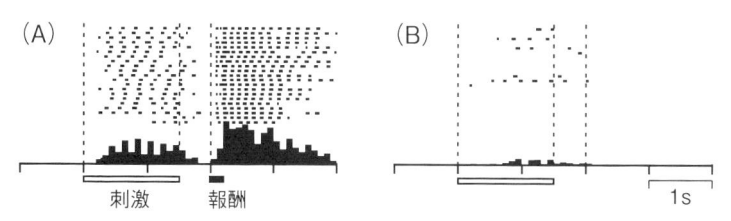

図 5-1 報酬への期待の高まりを示すリッキング行動の例（Oyama et al. 2010 より改変）

ラットをパブロフ型条件づけ課題で訓練した後に見られるリッキング行動の例。

(A) 報酬を予告する刺激（条件刺激）が呈示されたときのリッキング行動。報酬が呈示される前、報酬を予告する条件刺激が呈示されている期間において、報酬予期的なリッキング行動が見られる。

(B) 報酬を予告しない刺激が呈示されたときのリッキング行動。報酬予期的なリッキング行動がほとんど見られない。

準備状態を形成するとともに、報酬を獲得するために何らかの課題を遂行している場合には、その遂行能力も向上させる効果が得られる。サルを対象とした行動実験では、より好ましい報酬を予期させる手がかりを与えられたときの方が、短い反応時間と、高い正答率を示すことが報告されている（Watanabe et al. 2001）。

筆者らが考える報酬期待の認知行動学的意義の2つ目は、報酬期待が学習において重要な役割を果たしているということである。機械学習のアルゴリズムとして有効であることが知られているサットンとバルトー（Sutton & Barto 1998）の強化学習（reinforcement learning）では、報酬の期待をもとにして計算された報酬予測誤差を学習の強化信号として利用している。一般に、報酬そのものではなく、報酬予測誤差を強化信号として使うことの利点は、強化や消去の成立過程が線形では

なく指数関数的になることで、変動する環境における報酬随伴性の変化に効率的に対応できることである。実際に、学習の成立は多くの場合指数関数的であることはよく知られており、また、脳の中で報酬予測誤差が学習の強化信号として使われていることを裏付けるいくつかの重要な研究が報告されている（後で詳述）。

脳の報酬系

オールズとミルナー（Olds & Milner 1954）は、ラットがレバーを押すと、脳内に埋め込んだ電極に短時間電流が流れる仕組みを考案し（脳内自己刺激 intracranial self-stimulation: ICSS）、特定の脳部位に電極がある場合には、食物を報酬としたときと同様にレバー押し行動が容易に習得されることを示した。脳内自己刺激を引き起こす脳領域は、中脳の黒質や腹側被蓋野、背側線条体、腹側線条体（側坐核）、扁桃体、帯状皮質、前頭眼窩野などであることがわかったが、これらの領域が何らかのかたちで報酬の受容に関わっていて、「報酬系（reward system）」を構成すると考えられるようになった（図5-2）。最近のヒトを対象とした脳機能イメージングの実験では、報酬の受容に伴ってこれらの領域が賦活することが確認されたが、それに加えて、行動中のサルやラットを対象とした報酬の期待が高まったときにもこれらの領域が賦活することが明らかになった。さらに、

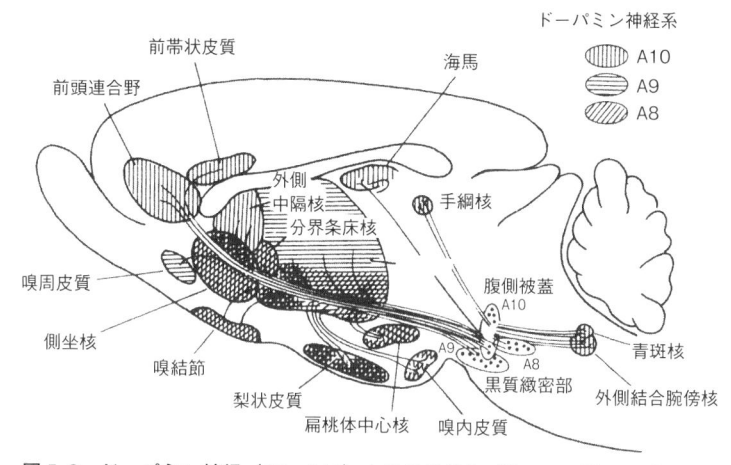

図 5-2 ドーパミン神経（A8〜A10）とその投射先 (Cooper, Bloom & Roth 2002 より改変)

ドーパミン神経の投射先の多くは、報酬系の一部として機能していることが知られている。

単一ニューロン活動の記録によって、通常、報酬系に含めない、前頭前野背外側部、頭頂連合野、海馬・海馬周辺皮質、下側頭皮質などにおいても、報酬の期待に関連して活動を変化させるニューロンが見つかっている。これ以降、これらの脳領域から記録されるニューロン活動の特徴と機能的意義について議論していきたい。

刺激と報酬の連合（刺激の価値）のニューロン表現

サルの扁桃体や前頭眼窩部を破壊すると、刺激と報酬の連合学習やその逆転学習（刺激AとBを同時呈示していずれかを

選択させ、刺激Aを選ぶと報酬を与え、Bを選ぶと与えないという試行を繰り返したのちに、突然刺激と報酬の関係を逆転させ、刺激のAを選ぶと報酬を与えず、Bを選ぶと報酬を与えるという試行を繰り返す、という課題）に障害が生じるので（Jones & Mishkin 1972）、それらの領域が、刺激と報酬の連合学習、すなわち、刺激の価値の学習に重要な役割を果たしていると考えられている。また、同様の課題を行わせながら、扁桃体や前頭眼窩野から単一ニューロン活動を記録する実験も行われている（Thorpe & Rolls 1983; Rolls et al. 1996; Patton et al. 2006; Yamada et al. 2008）。（ニューロン活動を記録する際に用いる課題は、通常、破壊実験で用いる課題と少し異なり、各試行において刺激は1つしか呈示せず、報酬と連合している手がかり刺激に対しては go 反応、報酬と連合していない手がかり刺激に対しては no-go 反応を要求するというような手続きをとる（条件反応課題）。）これらの領域からは、刺激と報酬の連合、すなわち、刺激の価値を表現していると考えられるニューロン活動が記録されている。

図5-3に示したのは、筆者らがサルの前頭眼窩部から記録したニューロン活動である。前頭眼窩部のニューロンの多くは、報酬の手がかり刺激に短い潜時で反応するので、反応のタイミングだけに着目すると、いわゆる視覚反応（特定の視覚的特徴に対する選択的反応）を示しているように見える。ところが、刺激と報酬の連合学習とその逆転学習を行わせながら活動を記録すると、手がかり刺激に対する反応が、必ずしも単純な視覚反応でないことがわかる。すなわち、刺激と報酬の関係が変化しても、常に特定の刺激に強く反応するニューロン（図5-3（A））がある一

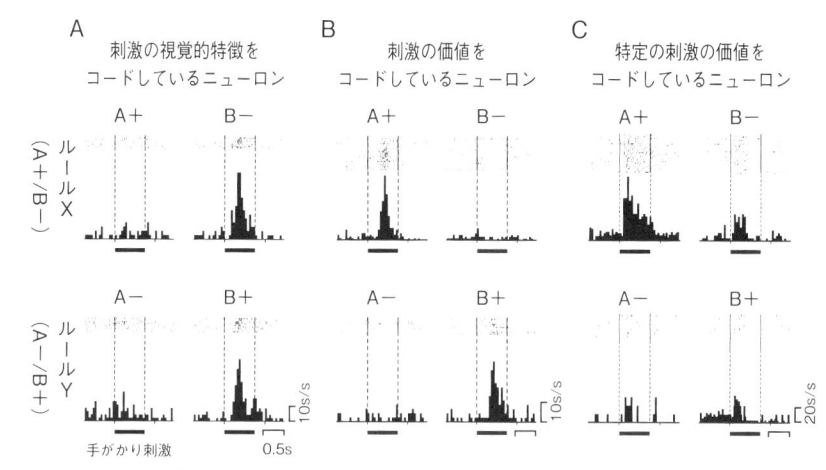

図5-3 逆転学習課題遂行時の前頭眼窩部ニューロンの活動

(A) 刺激の視覚的特徴をコードしているニューロン。刺激と報酬の関係が変化しても、常に視覚刺激Bに強い反応を示している。

(B) 刺激の価値をコードしているニューロン。刺激と報酬の関係が変化すると、それに伴って常に報酬を予告する刺激に強い反応を示している。

(C) 特定の刺激の価値をコードしているニューロン。視覚刺激Aが報酬に結びついているときだけに大きな反応を示している。上段：視覚刺激Aが報酬を（A+）、視覚刺激Bが罰を（B−）予告している条件における活動。下段：視覚刺激Aが罰を（A−）、視覚刺激Bが報酬を（B+）予告している条件における活動。各ヒストグラムの下の傍線は、Cue（手がかり刺激）の呈示期間を示している。

方で、刺激と報酬の関係が変化すると、それに伴って刺激に対する選択性が逆転し、常に報酬（あるいは無報酬）を予告する刺激に強い反応を示すニューロンもあることがわかる（図5-3（B））。前者は刺激の視覚的特徴に反応しており（いわゆる視覚反応）、後者は、視覚刺激と報酬の連合、すなわち刺激の価値を表現していると考えられ

る。また、その中間型とでもいうべき、特定の刺激が報酬に結びついているときだけに大きな反応を示すものもある（図5-3（C））。このようなニューロンは、特定の刺激の価値を表現していると考えられる。以上は、前頭眼窩部から記録したニューロンの例であるが、同様の活動は、前頭連合野背外側部などでも記録される。

刺激が報酬と結びついているときにその刺激に対する反応が強くなるというニューロンは、扁桃体や前頭連合野以外でも、脳内のさまざまな領域で見つかっている。嗅周囲皮質や下側頭皮質 (Mogami & Tanaka 2006)、背側・腹側の線条体 (Oyama et al. 2007) などがそうである。

行為と報酬の連合（行為の価値）のニューロン表現

運動に関連した脳領域では、特定の運動を指示する刺激が呈示されたときや、特定の運動を準備しているときに、発火頻度が高くなるニューロンがあることが知られている。その中でも特に背側線条体のニューロンは、ニューロンが関係している特定の運動の結果として報酬が期待されるときに、期待されないときに比べて高い活動を示すことが知られており、これらのニューロンは、行為と報酬の連合、すなわち、行為の価値を表現していると考えられている。

図5-4に示したのは、彦坂（当時順天堂大学、現在米国国立衛生研究所）らが線条体において記

左方向へのサッケード　　　　右方向へのサッケード

発火率（Hz）

-1000　-500　0　500　　-1000　-500　0　500

サッケード開始からの時間（ミリ秒）

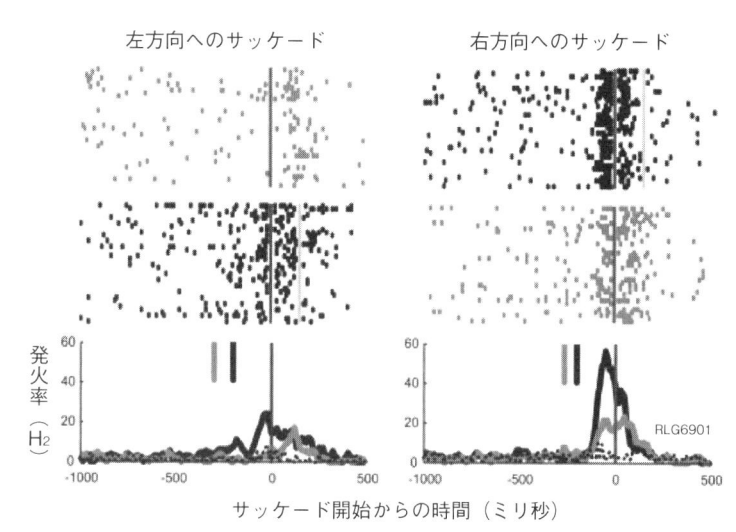

図5-4　線条体で記録された行為の価値を表現しているニューロンの例
（Watanabe et al. 2003 より改変）

（左）左方向にサッケードを行ったときの活動。（右）右方向にサッケードを行ったときの活動。黒い線は報酬がもらえる条件における活動を、灰色の線は報酬がもらえない条件における活動をそれぞれ示している。

録した、行為の価値を表現しているニューロンの一例である（Watanabe et al. 2003）。サルが行っている課題は、注視点の右あるいは左にターゲット刺激が呈示されたら、すぐにそちらの方にサッケードをするという単純な眼球運動課題であるが、試行ブロックごとに、右あるいは左向きのサッケードのうち、いずれかを行ったときにしか報酬が得られないように設定されていた。このニューロンは、左方向よりも右方向へのサッケードを行うときに高い活動を示し、とりわけその運動の後に報酬がもらえる条件では、そうでない条件に比較して高い活動を示して

いる。

以上のように、行為と報酬の連合、あるいは、行為の価値をコードしていると考えられるニューロンは、線条体のほかにも、頭頂連合野のLIP野（Sugrue et al. 2004）でも見つかっている。

価値表現を形成するための強化信号として働くドーパミン

刺激や行為の価値は、連合学習の結果として形成されるものである。したがって、ここまでに紹介した刺激や行為の価値を表現するニューロン活動は、学習の過程で神経の可塑性によって形成されたものであると考えられる。学習に関係した神経の可塑性に、ドーパミンが重要な役割を果たしていることが示唆されている。

ドーパミンは、中脳のドーパミン作動性ニューロン（以降ドーパミンニューロンと記す）によって産生され、その軸索末端から放出される。ドーパミンニューロンの主な投射先は、背側・腹側の線条体をはじめとして、前述の報酬系を構成する脳領域である。ここでは、ドーパミンニューロンの活動の特徴について説明した後、ドーパミンが学習において重要な役割を果たしていることを示唆する実験の結果について紹介する。

ケンブリッジ大学のシュルツらは、複数の視覚刺激（抽象図形）を使って、ある特定の刺激が

呈示されるとその後に特定の確率で報酬が与えられるという、確率的パブロフ型条件づけ課題をサルに訓練して、ドーパミンニューロンから活動の記録を行い、ドーパミンニューロンが、報酬予測誤差（期待された報酬と実際に与えられた報酬の差分）を非常に正確に表現していることを明らかにした (Fiorillo et al. 2003)。図5-5に示したのは、筆者らが同様の課題を聴覚刺激を用いてながら中脳ドーパミンニューロンから記録した活動である（条件刺激としては、聴覚刺激を用いている）。条件刺激に対する応答を見てみると、報酬確率が100％のときに最も強い活動が見られ、確率が75％、50％、25％……と低くなるのにしたがって、その活動が弱くなり、報酬確率が0％の条件では発火頻度の変化はなかった。報酬に対する応答を見てみると、報酬確率が75％、50％、25％……と低くなるにしたがって与えられた報酬に対する興奮性の反応が強くなり、報酬確率0％の条件、すなわち、本来ならば報酬が与えられない条件で報酬が与えられたときに、最も強い活動が見られた。一方、報酬が与えられなかったときの応答を見てみると、報酬確率が0％の条件では全く反応しなかったが、報酬確率が25％、50％、75％……と高くなるにしたがって、抑制性の反応が強くなる傾向を示した。これらの実験結果は、ドーパミンニューロンが、予想に反して報酬が与えられたときには興奮性の反応をし、予想に反して報酬が得られなかったときには抑制性の反応をすること、また、それらの反応は予測と経験した現実の間に隔たりが大きいほど大きくなることを示している。こうした事実から、ドーパミンニューロンの活動

報酬あり試行 　　　　　報酬なし試行

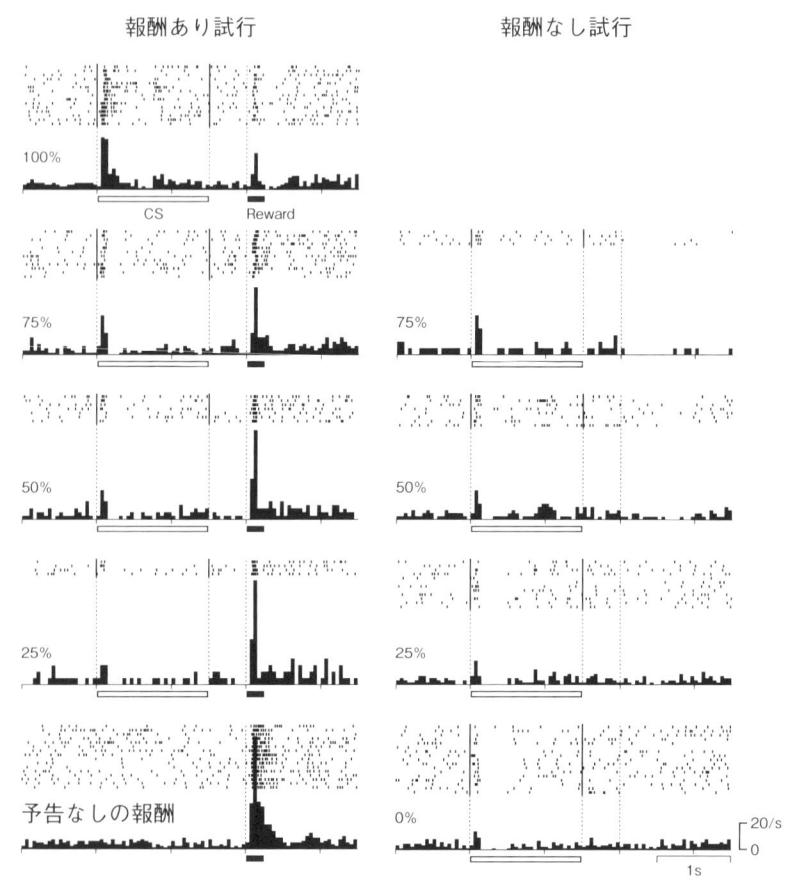

100%
CS　　Reward

75%　　　　　　　　　　　75%

50%　　　　　　　　　　　50%

25%　　　　　　　　　　　25%

予告なしの報酬　　　　　　0%

1s

図5-5　報酬予測誤差を表現している中脳ドーパミンニューロン（Oyama et al. 2010より改変）

左列は報酬あり試行、右列は報酬なし試行における活動を示している。各ヒストグラムは、上段から100%〜0%の報酬確率条件を、最下段左列のヒストグラムは予告なしに突然報酬を与えたときの活動を示している。各ヒストグラムの下の白い傍線は、条件刺激の呈示期間を、黒い傍線は報酬が与えられたタイミングをそれぞれ示している。

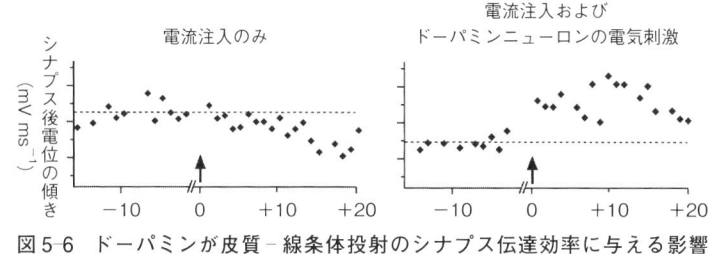

　　　　　　　　　　　　　　　　　　　　　電流注入および
　　　　　　　電流注入のみ　　　　　　　　　ドーパミンニューロンの電気刺激

図5-6　ドーパミンが皮質－線条体投射のシナプス伝達効率に与える影響
（Reynolds et al. 2001 より改変）

各点は、皮質を電気刺激したときの、線条体中型有棘ニューロンにおいて細胞内記録によって計測されたシナプス後電位（PSP）の傾きを示している。矢印のタイミングにおいて、線条体ニューロンへの電流注入のみ（左図）、もしくは線条体ニューロンへの電流注入およびドーパミンニューロンの電気刺激（右図）を行っている。

報酬予測誤差を表現していると考えられている。レイノルズら（Reynolds et al. 2001）は、ドーパミンが皮質－線条体投射のシナプス伝達効率の変化に深く関わっていることを示唆する実験を行っている（図5-6）。線条体の投射ニューロンである中型有棘（medium spiny）ニューロンの活動の細胞内記録を行いながら、それに対してシナプスを形成する大脳皮質の細胞に電気刺激を行うと、シナプス後電位が観察される。ある時点で中型有棘ニューロンを発火させるのに十分な強さの電流を注入すると（図5-7左）、その後に観察されるシナプス後電位が徐々に弱まっていくのに対して、その中型有棘ニューロンに投射してシナプスを形成するドーパミンニューロンを同時に電気刺激すると（図5-7右）、長期増強が起こるというものである。

これは、多岐にわたる感覚・運動情報が伝えられている皮質－線条体投射において、ドーパミンの作

報酬あり試行　　　　　　　　　報酬なし試行

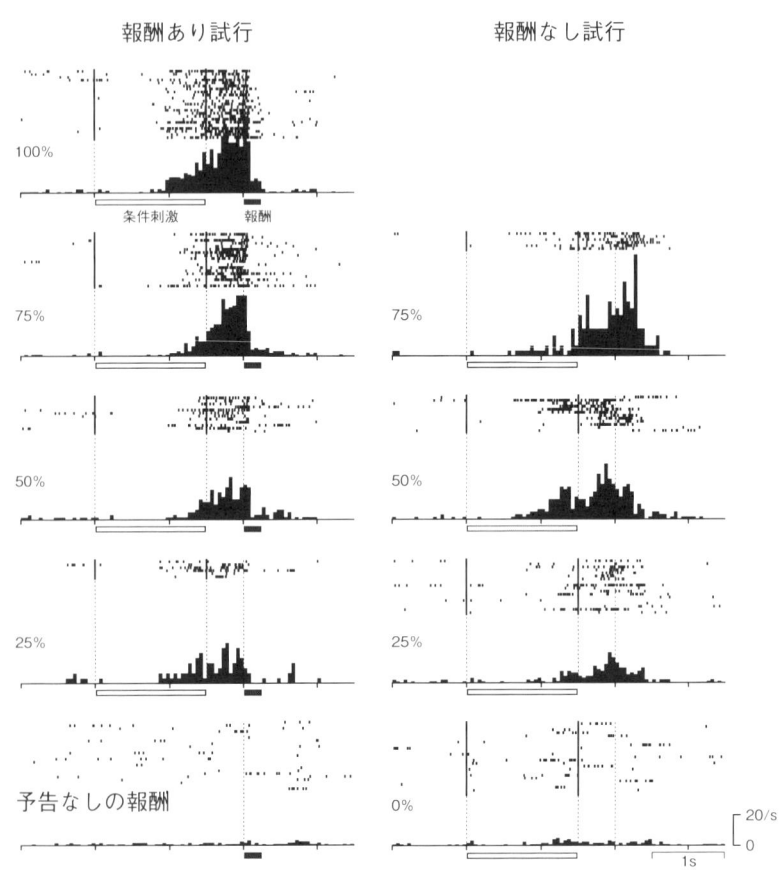

100%

条件刺激　　報酬

75%　　　　　　　　　　　　　　75%

50%　　　　　　　　　　　　　　50%

25%　　　　　　　　　　　　　　25%

予告なしの報酬　　　　　　　　　0%

図 5-7　報酬期待を表現している線条体ニューロン（Oyama et al. 2007 より改変）

図の見方は図 5-5 と同様。

用によって、報酬予測誤差を引き起こした情報が増幅され、その効果がシナプス伝達効率の変化として長期的に蓄積されていくことを示している。つまり、線条体では、報酬を伴う刺激や行為の情報が、ドーパミン入力によって価値のあるものとして大きな重みづけが与えられて記銘され、価値の表象が形成される、ということである。このようなドーパミンの作用は、線条体における皮質－線条体投射のシナプスに対してだけではなく、大脳皮質における皮質－皮質投射のシナプスに対してもあることを示唆する研究が報告されている (Bao et al. 2001)。

報酬の期待に関係したニューロン活動

報酬を予期させる刺激が呈示されたときや、報酬に結びつく行為を企図しているときには、報酬の期待が高まる。その報酬の高まりに対応したニューロン活動が、前頭眼窩部や、前頭連合野背外側部、前帯状皮質、背側・腹側線条体などで記録されている。

図5-7に示したのは、筆者らがラットの線条体で記録した、報酬の期待に関係したニューロン活動の代表例である。ラットに行わせているのは、確率的パブロフ型条件づけ課題である。このニューロンは、報酬確率が0％の条件以外では、条件刺激が呈示されてから報酬が与えられるタイミングに向かって持続的に発火頻度を増加させていて、あたかも、報酬が与えられるかもし

れない時間に近づくにしたがって、ラットの期待が高まっていくのを反映したような活動である。また、報酬確率が25％、50％、75％……と高くなるにしたがって、発火頻度は高くなっていき、報酬確率100％の条件で発火頻度は最大になっている。したがって、このニューロンは、報酬への期待の度合いの違いを非常に正確に反映していることがわかる。

サルの前頭眼窩野においても報酬の予期に関してさらに興味深い活動が記録されている。東京都医学研究機構の渡邊らは、4試行からなる1つのブロックごとに異なる報酬を一定の順序で与える「報酬系列学習課題」をサルに訓練した（図5-8）(Hikosaka & Watanabe 2000, 2004)。この課題では、たとえばあるブロックでは、最初の試行ではサツマイモ、2番目の試行ではレーズン、3番目の試行ではキャベツを与え、4番目の試行では報酬を与えなかった。サルがこの課題を遂行しているときに前頭連合野眼窩部の細胞の活動を記録すると、遅延期間中に、その試行でどのような報酬が与えられるかによって発火頻度が変化するニューロンや、無報酬試行に限って発火頻度が高くなるニューロンが多く見つかった。これらの細胞は、特定の報酬が与えられることを期待したり、報酬が与えられないことを予期したりすることに関係していると考えられる。

さらに、これらのニューロンに加えて、試行の開始前（手がかり刺激の呈示前）に活動するニューロンには、現試行に関連した活動を示すニューロンも見つかった。試行の開始前に報酬の期待に関連した活動の好ましさに依存して発火頻度を変化させ、「報酬期待の短期的側面」に関係している試行の特定の報酬試行（あるいは無報酬試行）に向かって、漸増的あと考えられるものと、数試行先の特定の報酬試行

128

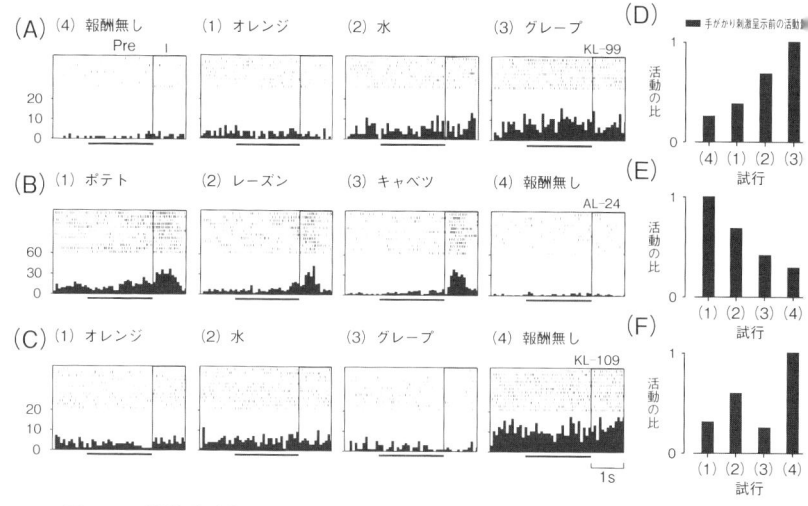

図 5-8 報酬系列学習課題において、手がかり刺激呈示前に長期および短期の報酬期待に関係した活動を示した前頭連合野眼窩部の細胞
(Hikosaka & Watanabe 2004 より改変)

(A) 長期の報酬期待に関係した細胞（最も好ましいブドウ (Grape) ジュースが与えられる試行に向かって活動が漸増）、(B) 長期の報酬期待に関係した細胞（無報酬試行に向かって活動が漸減）、(C) 短期の報酬期待に関係した細胞（無報酬試行において最も大きな活動、最も好みの報酬の試行で最も小さな活動）。A～C で、"I" は赤または緑の色刺激の呈示された期間（1秒）を示す。D～F は、それぞれ A～C で示した細胞の手がかり刺激呈示前の2秒間（太い横棒で示す）の活動量につき、最も大きな活動の見られた報酬試行のものを1として、その他の報酬における活動をそれとの比で表したもの。

るいは漸減的な発火頻度の変化を示し、「報酬期待の長期的側面」に関係していると考えられるものがあった。

報酬期待の長期的側面、すなわち、試行を超えた報酬の期待に関係した活動は、前頭眼窩部以外の領域でも報告されている。設楽とリッチモンド (Shidara & Richmond 2002) は、無報酬試行が何度か繰り返されたのちに報酬が与えられる課題をサルに行わせながら、前帯状皮質からニューロン活動を記録し、報酬期待の長期的側面に関係した活動を示すニューロンを見つけている。

脳内における報酬期待の起源

上述の通り、報酬期待のニューロン表現とは、報酬が獲得できると期待される時間に向かって続く持続的な発火活動であり、特に、前頭眼窩野、前頭前野背外側部、前帯状皮質、線条体などで多く見つかる。従来、前頭葉で記録される持続的発火活動は、前頭皮質－基底核を結ぶ閉回路において興奮が反響しているものと考えられてきた。実際に、サルに遅延課題を行わせながらニューロン活動を記録すると、前頭葉皮質のみならず、線条体や視床において、同様の持続的発火活動が記録される。報酬の期待に関係する持続的発火活動も、この皮質－基底核を結ぶ閉回路をめぐっている神経興奮であると推測される。

130

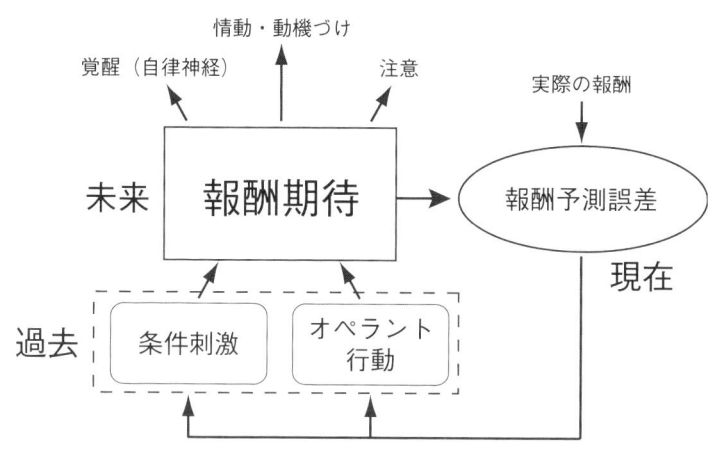

図 5-9 報酬系の中の3つの情報表現とそれらの相互作用（概念図）

一方で、頭頂連合野や下側頭皮質のように、前頭葉の外の皮質領域で見つかる持続的発火活動は、前頭連合野とそれら領域の間の皮質ー皮質間の閉回路をめぐる活動であると考えられている。

報酬系における3つの情報表現とそれらの相互作用

ここまで、脳の報酬系の諸領域で見られる特徴的なニューロン活動について概観した。最後に、それらについてまとめながら、脳がシステムとしてどのように報酬情報を処理しているかについて考察していきたい。

刺激や行為の価値＝過去の報酬情報

報酬系には、刺激や行為の価値が表現されている。刺激や行為の価値は、経験を通して学習されるものであるので、「過去の報酬情報」ということもできる。刺激や行為の価値が、そうでない刺激や行為よりも大きな神経活動を引き起こすのは、おそらく、報酬系のニューロンに対して感覚情報や運動情報を入力するシナプスにおいて、報酬に関係のある情報入力がシナプス結合の強化シグナルであるドーパミンの影響下で増強された結果であると推測される。刺激の価値の表現は、主に扁桃体や前頭眼窩野などで見つかる。一方、行為の価値の表現は、主に背側および腹側線条体などに見られる。

報酬の期待＝未来の報酬情報

報酬の期待は、これからもたらされると予測される報酬に関する思考であるから、未来の報酬情報だということができる。報酬の期待は、条件刺激の呈示、あるいは、報酬を獲得するためのオペラント行動の企図や実行に伴って高まると考えられる。神経系では、上記の刺激や行為の価値表現が賦活化することに伴い、報酬期待に関係した持続的な発火活動がトリガされる仕組みが

あるのではないかと思われる。実際に、刺激や行為の価値を表現するニューロンと、報酬期待に関係するニューロンは、同じ領域内に分布していることが多い。あるいは、単一のニューロンの活動の中に、両方の情報が表現されている場合もある。報酬期待に関係したニューロン活動は、前頭眼窩部に加えて、前頭連合野内の各領域や、頭頂連合野、背側および腹側線条体などに見られる。報酬期待の情報は、前頭前野背外側部や頭頂連合野から注意系へ、前頭眼窩部・扁桃体や、前帯状皮質から、情動・自律神経系へと伝えられ、報酬の獲得行動のパフォーマンスを向上させるように作用する。

報酬予測誤差＝現在の報酬情報

これまでも説明したように、ドーパミンニューロンは報酬予測誤差を表現しており、刺激や行為の価値を形成するための強化シグナルとなっている。ドーパミンニューロンから報酬系の各領域へは広汎な線維投射がある。一方で、神経系の中で報酬予測誤差が実際にどのように計算されているかについては、未だに不明である。理論的には、実際にあった報酬入力から、報酬の期待を引き算することによって計算できるので、あるニューロンに対して、報酬の期待を表現するニューロンからの抑制的な結合と、報酬そのものの情報を表現するニューロンからの興奮性の結合があれば実際に計算できる。このような計算が大脳基底核か脳幹のどこかで行われていると考え

られるが、実際にどこかはわかっていない。メリーランド大学のシェーンバウム（Shoenbaum et al. 2009）らは、報酬予測誤差を計算するための報酬期待の情報源が、前頭眼窩野ではないかと提唱している。それを裏付ける実験結果として、前頭眼窩野を破壊すると、ドーパミンニューロンが報酬予測誤差を表現できなくなったという結果が報告されている（Takahashi et al. 2011）。

今後の展望

この章では、報酬系の働きについて、主に単一ニューロンレベルの知見を整理しながらレビューした。報酬系の中には主に3つのタイプの情報表現、すなわち、刺激／行為の価値、報酬の期待、報酬予測誤差があり、これらの情報表現の相互作用によって、報酬系が機能を発揮している。刺激／行為の価値や、報酬の期待の情報が、脳内でどのように生成されるかについては、ある程度の理解が進んでいるが、報酬予測誤差については、不明のままである。今後、これについて明らかにしていくのが、報酬系の研究の主要なテーマのひとつになるであろう。

最近、ドーパミンニューロンとほぼ同じ反応をするニューロンが線条体で見つかったほか（Oyama et al. 2010）、ドーパミンニューロンとは逆に、負の報酬予測誤差が生じたときに反応する細胞が手綱核で見つかり（Matsumoto & Hikosaka 2007）、脳内に報酬予測誤差を計算するため

134

のネットワークが広がっていることを想像させるが、実際に、脳のどこでどうやって報酬の期待と実際に得られた報酬の差し引きをして、報酬予測誤差を計算しているかは不明のままであり、これを明らかにすることが今後の報酬系研究の主要なテーマのひとつとなっている。

1590–1597.

Thorpe, S. J., Rolls, E. T., & Maddison, S. (1983). The orbitofrontal cortex: Neuronal activity in the behaving monkey. *Experimental Brain Research, 49* (1), 93–115.

Watanabe, K., Lauwereyns, J., & Hikosaka, O. (2003). Neural correlates of rewarded and unrewarded eye movements in the primate caudate nucleus. *Journal of Neuroscience, 23* (31), 10052–10057.

Watanabe, M., Cromwell, H. C., Tremblay, L., Hollerman, J. R., Hikosaka, K., & Schultz, W. (2001). Behavioral reactions reflecting differential reward expectations in monkeys. *Experimental Brain Research, 140* (4), 511–518.

Yamada, M., Sato, Y., Pita, M., Iijima, T., & Tsutsui, K. (2008). Differential contribution of DLPFC and OFC in inductive inference. *Society for Neuroscience*, Abstract.

Olds, J. & Milner, P. (1954). Positive reinforcement produced by electrical stimulation of septal area and other regions of rat brain. *Journal of Comparative and Physiological Psychology, 47* (6), 419–427.

Oyama, K., Gemba, E., Hernadi, I., Iijima, T., & Tsutsui, K. (2007). Representation of reward probability in the rat striatum. *Society for Neuroscience.* abstract.

Oyama, K., Hernadi, I., Iijima, T., & Tsutsui, K. (2010). Reward prediction error coding in dorsal striatal neurons. *Journal of Neuroscience, 30* (34), 11447–11457.

Paton, J. J., Belova, M. A., Morrison, S. E., & Salzman, C. D. (2006). The primate amygdala represents the positive and negative value of visual stimuli during learning. *Nature, 439* (7078), 865–870.

Reynolds, J. N., Hyland, B. I., & Wickens, J. R. (2001). A cellular mechanism of reward-related learning. *Nature, 413* (6851), 67–70.

Rolls, E. T., Critchley, H. D., Mason, R., & Wakeman, E. A. (1996). Orbitofrontal cortex neurons: Role in olfactory and visual association learning. *Journal of Neurophysiology, 75* (5), 1970–1981.

Shidara, M. & Richmond, B. J. (2002). Anterior cingulate: single neuronal signals related to degree of reward expectancy. *Science, 296* (5573), 1709–1711.

Schoenbaum, G., Roesch, M. R., Stainaker, T. A., & Takahashi, Y. K. (2009). A new perspective on the role of the orbitofrontal cortex in adaptive behaviour. *Nature Reviews Neuroscience 10*, 885–892.

Sugrue, L. P., Corrado, G. S., & Newsome, W. T. (2004). Matching behavior and the representation of value in the parietal cortex. *Science, 304* (5678), 1782–1787.

Sutton, R. S. & Barto, A. G. (1998). Reinforcement learning: An introduction. *IEEE Transactions on Neural Networks, 9* (5), 1054.

Takahashi, Y. K., Roesch, M. R., Wilson, R. C., Toreson, K., O'Donnell, P., Niv, Y., et al. (2011). Expectancy-related changes in firing of dopamine neurons depend on orbitofrontal cortex. *Nature Neuroscience, 14* (12),

Wise, R. A. (2004). Dopamine, learning and motivation. *Nature Review of Neuroscience, 5*, 483–494.

山本愛実・奥田次郎・鮫島和行・坂上雅道（2008）. 脳内報酬情報処理に及ぼす知覚的曖昧性の影響．日本神経回路学会誌, *15*, 3–17.

Yamamoto, M., Pan, X., Nomoto, K., & Sakagami, M. (2011). Multiple Neural Circuits in Value-based Decision-making. In M. R. Delgado, E. A. Phelps, & T. W. Robbins (Eds.). *Attention and Performance XXIII* (pp.355–369), New York: Oxford University Press.

5 報酬期待の神経科学

Bao, S., Chan, V. T., & Merzenich, M. M. (2001). Cortical remodelling induced by activity of ventral tegmental dopamine neurons. *Nature, 412* (6842), 79–83.

Cooper, J. R., Bloom, F. E., & Roth, R. H. (2002). *The Biological Basis of Neuropharmachology.* 8th Ed. Oxford Unversity Press, New York, USA.

Fiorillo, C. D., Tobler, P. N., & Schultz, W. (2003). Discrete coding of reward probability and uncertainty by dopamine neurons. *Science, 299* (5614), 1898–1902.

Hikosaka, K. & Watanabe, M. (2000). Delay activity of orbital and lateral prefrontal neurons of the monkey varying with different rewards. *Cerebral Cortex, 10* (3), 263–271.

Hikosaka, K. & Watanabe, M. (2004). Long- and short-range reward expectancy in the primate orbitofrontal cortex. *European Journal of Neuroscience, 19* (4), 1046–1054.

Jones, B. & Mishkin, M. (1972). Limbic lesions and the problem of stimulus- -reinforcement associations. *Experimental Neurology, 36* (2), 362–377.

Matsumoto, M. & Hikosaka, O. (2007). Lateral habenula as a source of negative reward signals in dopamine neurons. *Nature, 447*, 1111–1115.

Mogami, T. & Tanaka, K. (2006). Reward association affects neuronal responses to visual stimuli in macaque te and perirhinal cortices. *Journal of Neuroscience, 26* (25), 6761–6770.

in the prefrontal cortex. *European Journal of Neuroscience, 35*, 1083–1091.

Pan, X., Fan, H., Sawa, K., Tsuda, I., Tsukada, M., & Sakagami, M. (in press). Reward inference by primate prefrontal and striatum neurons. *Journal of Neuroscience*.

Pan, X., Sawa, K., Tsuda, I., Tsukada, M., & Sakagami, M. (2008). Reward prediction based on stimulus categorization in primate lateral prefrontal cortex. *Nature Neuroscience, 11*, 703–712.

Rangel, A., Camerer, C., & Montague, P. R. (2008). A framework for studying the neurobiology of value-based decision making. *Nature Review of Neuroscience, 9*, 545–556.

Reynolds, J. N., Hyland, B. I., & Wickens, J. R. (2001). A cellular mechanism of reward-related learning. *Nature, 413*, 67–70.

Sakagami, M. & Pan, X. (2007). Functional role of the ventrolateral prefrontal cortex in decision making. *Current Opinion in Neurobiology, 17*, 228–233.

Sakagami, M., Pan, X., & Uttl, B. (2006). Behavioral inhibition and prefrontal cortex in decision-making. *Neural Networks, 19*, 1255–1265.

Sakagami, M., Tsutsui, K., Lauwereyns, J., Koizumi, M., Kobayashi, S., & Hikosaka, O. (2001). A code of behavioral inhibition on the basis of color, but not motion, in ventrolateral prefrontal cortex of macaque monkey. *Journal of Neuroscience, 21*, 4801–4808.

Samejima, K., Ueda, Y., Doya, K., & Kimura, M. (2005). Representation of action-specific reward values in the striatum. *Science, 310*, 1337–1340.

Schultz, W., Dayan, P., Montague, P. R. (1997). A neural substrate of prediction and reward. *Science, 275*, 1593–1599.

Shimojo, S., Simion, C., Shimojo, E. & Scheier, C. (2003). Gaze bias both reflects and influences preference. *Nature Neuroscience, 6*, 1317–1322.

Sutton, R. S., & Barto, A. G. (1998). *Reinforcement Learning: An introduction*. Cambridge, MA: The MIT Press.

Watkins, C. J. C. H. & Dayan, P. (1992). Q-learning. *Machine Learning, 8*, 279–292.

Annual Review of Neuroscience, 30, 535–574.

Izuma, K., Saito, D., & Sadato, N. (2008). Processing of social and monetary rewards in the human striatum. *Neuron, 58*, 284–294.

Johansson, P., Hall, L., Sikström, S., & Olsson, A. (2005). Failure to detect mismatches between intention and outcome in a simple decision task. *Science, 310*, 116–119.

Kawagoe, R., Takikawa, Y., & Hikosaka, O. (1998). Expectation of reward modulates cognitive signals in the basal ganglia. *Nature Neuroscience, 1*, 411–416.

Kim, H., Adolphs, R., O'Doherty, J. P., & Shimojo, S. (2007). Temporal isolation of neural processes underlying face preference decisions. *Proceedings of National Academy of Sciences U.S.A., 13*, 104, 18253–18258.

Kobayashi, S., Kawagoe, R., Takikawa, Y., Koizumi, M., Sakagami, M., & Hikosaka, O. (2007). Functional differences between macaque prefrontal cortex and caudate nucleus during eye movements with and without reward. *Experimental Brain Research, 176*, 341–355.

Lauwereyns, J., Takikawa, Y., Kawagoe, R., Kobayashi, S., Koizumi, M., Coe, B., Sakagami, M., & Hikosaka, O. (2002). Feature-based anticipation of cues that predict reward in monkey caudate nucleus. *Neuron, 31*, 316–318.

Lhermitte, F., Pillon, B., & Serdaru, M. (1986). Human autonomy and the frontal lobes. Part I: Imitation and utilization behavior: A neuropsychological study of 75 patients. *Annals of Neurology, 19*, 326–334.

Moll, J., Krueger, F., Zahn, R., Pardini, M., de Oliveira-Souza, R., & Grafman, J. (2006). Human fronto-mesolimbic networks guide decisions about charitable donation. *Proceedings of National Academy of Sciences U.S.A., 103*, 15623–15628.

Nomoto, K., Schultz, W., Watanabe, T., & Sakagami, M. (2010). Temporally extended dopamine responses to perceptually demanding reward-predictive stimuli. *Journal of Neuroscience, 30*, 10692–10702.

Pan, X. & Sakagami, M. (2012). Category representation and generalization

preferences in joystick tasks by macaques. *Perceptual and Motor Skills, 78*, 48–50.
Watanabe, M. (1996). Reward expectancy in primate prefrontal neurons. *Nature, 383*, 629–632.
Watanabe, M., Hikosaka, K., Sakagami, M. & Shirakawa, S. (2002). Coding and monitoring of motivational context in the primate prefrontal cortex. *Journal of Neuroscience 22*, 2391–2400.
Watanabe, M. & Sakagami, M. (2007). Integration of cognitive and motivational context information in the primate prefrontal cortex. *Cerebral Cortex, 17*, 101–109.
Watson, K. K., Platt, ML. (2012) Social signals in primate orbitofrontal cortex. *Current Biology, 22*, 2268–2273.

4 価値の生成とその神経機構

Behrens, T. E., Hunt, L. T., Woolrich, M. W., & Rushworth, M. F. (2008). Associative learning of social value. *Nature, 456*, 245–249.
Damasio, A. R. (1996). The somatic marker hypothesis and the possible functions of the prefrontal cortex. *Philosophical Transactions of the Royal Society of London. Series B, Biological Sciences, 351*, 1413–1420.
Daw, N. D., Niv, Y., & Dayan, P. (2005). Uncertainty-based competition between prefrontal and dorsolateral striatal systems for behavioral control. *Nature Neuroscience, 8*, 1704–1711.
銅谷賢治 (2007). 計算神経科学への招待──脳の学習機構の理解を目指して サイエンス社.
Fuster, J. M. (2008). *The Prefrontal Cortex*. Fourth Edition, London: Academic Press.
Glimcher, P. W. (2003). *Decision, Uncertainty, and the Brain*. Cambridge, MA: The MIT Press.
Glimcher, P. W., Camerer, C., Poldrack, R. A., & Fehr, E. (2009). *Neuroeconomics: Decision-making and the brain*. London: Academic Press.
Gold, J. I., & Shadlen, M. N. (2007). The neural basis of decision making,

Neural responses during anticipation of a primary taste reward. *Neuron, 33*, 815–826.

O'Doherty, J. P. (2004). Reward representations and reward-related learning in the human brain: Insights from neuroimaging. *Current Opinion in Neurobioloty, 14*, 769–776.

Olds, J. & Milner, P. (1954). Positive reinforcement produced by electrical stimulation of septal area and other regions of rat brain. *Journal of Comparative and Physiological Psychology, 47*, 419–427.

Padoa-Schioppa, C. & Assad J. A. (2006). Neurons in the orbitofrontal cortex encode economic value. *Nature, 441*, 223–226.

Rescorla, R. A. & Wagner, A. R. (1972). A theory of Pavlovian conditioning: Variations in the effectiveness of reinforcement and nonreinforcement. In A. H. Black & W. F. Prokasy (Eds.). *Classical Conditioning II*, (pp.64–99), Appleton-Century-Crofts.

Rilling, J., Gutman, D., Zeh, T., Pagnoni, G., Berns, G., & Kilts, C. (2002). A neural basis for social cooperation. *Neuron, 35*, 395–405.

Rolls, E. T. (2005). *Emotion Explained*. Oxford: Oxford University Press.

Rolls, E. T., Grabenhorst, F. (2008). The orbitofrontal cortex and beyond: From affect to decision-making. *Progress in Neurobiology, 86*, 216–244.

Salimpoor, V. N., Benovoy, M., Larcher, K., Dagher, A., & Zatorre, R. J. (2011). Anatomically distinct dopamine release during anticipation and experience of peak emotion to music. *Nature Neuroscience, 14*, 257–262.

Schultz, W. (2007). Multiple dopamine functions at different time courses. *Annual Review of Neuroscience, 30*, 259–288.

Singer, T., Seymour, B., O'Doherty, J. P., Stephan, K. E., Dolan, R. J., & Frith, C. D. (2006). Empathic neural responses are modulated by the perceived fairness of others. *Nature, 439*, 466–469.

Small, D. M., Zatorre, R. J., Dagher, A., Evans, A. C., & Jones-Gotman, M. (2001). Changes in brain activity related to eating chocolate: From pleasure to aversion. *Brain, 124*, 1720–1733.

Washburn, D. A. & Hopkins, W. D. (1994). Videotape-versus pellet-reward

Ishizu, T. & Zeki, S. (2011). Toward a brain-based theory of beauty. *PLoS One, 6* (7), e21852. 2011.

Izuma, K., Saito, D. N., & Sadato, N. (2008). Processing of social and monetary rewards in the human striatum. *Neuron, 58*, 284–294.

Kawabata, H. & Zeki, S. (1994). Neural correlates of beauty. *Journal of Neurophysiology, 91*, 1699–1705.

Kelleher, R. T. (1956). Intermittent conditioned reinforcement in chimpanzees. *Science, 124*, 279–280.

Kim, H., Shimojo, S., & O'Doherty, J. P. (2006). Is avoiding an aversive outcome rewarding? Neural substrates of avoidance learning in the human brain. *PLoS Biology, 4* (8), e233.

Kim, H., Shimojo, S., & O'Doherty, J. P. (2011). Overlapping responses for the expectation of juice and money rewards in human ventromedial prefrontal cortex. *Cerebral Cortex, 21*, 769–776.

Knutson, B., Taylor, J., Kaufman, M., Peterson, R., & Glover, G. (2005). Distributed neural representation of expected value. *Journal of Neuroscience, 25*, 4806–4812.

McCabe, K., Houser, D., Ryan, L., Smith, V., & Trouard, T. (2001). A functional imaging study of cooperation in two-person reciprocal exchange. *Proceedings of the National Academy of Sciences, USA, 98*, 11832–11835.

Moll, J., Krueger, F., Zahn, R., Pardini, M., de Oliveira-Souza, R., & Grafman, J. (2006). Human fronto-mesolimbic networks guide decisions about charitable donation. *Proceedings of the National Academy of Sciences, USA, 103*, 15623–15628.

Morris, R. G. M. (1975). Preconditioning of reinforcing properties to an exteroceptive feedback stimulus. *Learning and Motivation, 6*, 289–298.

O'Doherty, J., Rolls, E. T., Francis, S., Bowtell, R., & McGlone, F. (2001). Representation of pleasant and aversive taste in the human brain. *Journal of Neurophysiology, 85*, 1315–1321.

O'Doherty, J. P., Deichmann, R., Critchley, H. D., & Dolan, R. J. (2002).

intense romantic love. *Journal of Neurophysiology, 94*, 327–337.
Azzi, J. C., Sirigu, A., & Duhamel, J. R. (2012). Modulation of value representation by social context in the primate orbitofrontal cortex. *Proceedings of the National Academy of Sciences, USA, 109*, 2126–2131.
Bartels, A. & Zeki, S. (2004). The neural correlates of maternal and romantic love. *Neuroimage. 21*, 1155–1166.
Blatter, K. & Schultz, W. (2006). Rewarding properties of visual stimuli. *Experimental Brain Research, 168*, 541–546.
Butler, R. A. (1953). Discrimination learning by rhesus monkeys to visual-exploration motivation. *Journal of Comparative and Physiological Psychology, 46*, 95–98.
D'Ardenne, K., McClure, S. M., Nystrom, L. E., & Cohen, J. D. (2008). BOLD responses reflecting dopaminergic signals in the human ventral tegmental area. *Science, 319*, 1264–1267.
Deaner, R. O., Khera, A. V., & Platt, M. L. (2005). Monkeys pay per view: Adaptive valuation of social images by rhesus macaques. *Current Biology, 15*, 543–548.
Harbaugh, W. T., Mayr, U., & Burghart, D. R. (2007). Neural responses to taxation and voluntary giving reveal motives for charitable donations. *Science, 316*, 1622–1625.
Harlow, H. F. (1950). Learning and satiation of response in intrinsically motivated complex puzzle performance by monkeys. *Journal of Comparative and Physiological Psychology, 43*, 289–294.
Heath, R. G. (1963). Electrical self-stimulation of the brain in man. *American Journal of Psychiatry, 120*, 571–577.
Hikosaka, K. & Watanabe, M. (2000). Delay activity of orbital and lateral prefrontal neurons of the monkey varying with different rewards. *Cerebral Cortex, 10*, 263–271.
Hosokawa, T. & Watanabe, M. (2012). Prefrontal neurons represent winning and losing during competitive video shooting games between monkeys. *Journal of Neuroscience, 32*, 7662–7671.

J. (2006). Human fronto-mesolimbic networks guide decisions about charitable donation. *Proceeding of the National Academy of Science, USA, 103,* 15623–15628.

Nihonsugi, T., Yamakawa, T., Shinozaki, J., Kato, M., Akai, K., Wakayama, T., Murata, T., & Saijo, T. (2009). The cognitive processing of altruistic and spiteful behavior: An fMRI study. *Experimental Social Sciences Working Paper,* ExpSS-E-10.

Rilling, J. K. & Sanfey, A. G. (2011). The neuroscience of social decision-making. *Annual Review of Psychology, 62,* 23–48.

Rushworth, M., Buckley, M., Behrens, T., Walton, M., & Bannerman, M. (2007). Functional organization of the medial frontal cortex. *Current Opinion in Neurobiology, 17,* 220–227.

Saijo, T. (2011). An fNIRS study shows that the mate choice mechanism relieves neurological decision-making burden: A solution to prisoner's dilemma. *Proceedings of the 25th Annual Conference of the Japanese Society for Artificial Intelligence, Japan, 26* (5), 541–543.

Suzuki, S., Niki, K., Fujisaki, S., & Akiyama, E. (2011). Neural basis of conditional cooperation. *Social Cognitive and Affective Neuroscience, 6,* 338–347.

Smith, V. (2003). Constructivist and ecological rationality in economics. *American Economic Review, 93* (3), 465–508.

Ye, J. C., Tak, S., Jang, K. E., Jung, J., & Jang, J. (2009). NIRS-SPM: Statistical parametric mapping for near-infrared spectroscopy. *Neuroimage, 44,* 428–447.

3 報酬と快——生理的報酬と内発的報酬

Andrews, M. W. & Rosenblum, L. A. (1993) Live-social-video reward maintains joystick task performance in bonnet macaques. *Percepual and Motor Skills. 77,* 755–763.

Aron, A., Fisher, H., Mashek, D. J., Strong, G., Li, H., & Brown, L. L. (2005). Reward, motivation, and emotion systems associated with early-stage

Journal of Neuroscience, 33, 2137–2146.

2 神経経済学が明らかにする社会脳

Bogacz, R., Wagenmakers, E. J., Forstmann, B. U., & Nieuwenhuis, S. (2010). The neural basis of the speed-accuracy tradeoff. *Trends in Neuroscience, 33,* 10–16.

Glimcher, P. W. & Rustichini, A. (2004). Neuroeconomics: The consilience of brain and decision. *Science. 306,* 447–452.

Harbaugh, W., Mayr, U., & Burghart, D. (2007). Neural responses to taxation and voluntary giving reveal motives for charitable donations. *Science, 15,* 1622–1625.

Hare, T., Camerer, C., Knoepfle, D., O'Doherty, J. P., & Rangel, A. (2010). Value computations in ventral medial prefrontal cortex during charitable decision making incorporate input from regions involved in social cognition. *Journal of Neuroscience, 30* (2), 583–590.

Hoshi, Y., Huang, J., Kohri, S., Iguchi, Y., Naya, M., Okamoto, T., & Ono, S. (2011). Recognition of human emotions from cerebral blood flow changes in the frontal region: A study with event-related near-infrared spectroscopy. *Journal of Neuroimaging, 21,* e94–101.

Kable, J. W. & Glimcher, P. W. (2009). The neurobiology of decision: Consensus and Controversy. *Neuron, 63,* 733–745.

Kishida, K. T., King Casas, B., & Montague, P. R. (2010). Neuroeconomic approaches to mental disorders. *Neuron, 67,* 543–554.

Mailath, G. & Samuelson, L. (2006). *Repeated Games and Reputations: long-run relationships.* New York, Oxford University Press.

Mansouri, A., Tanaka, K., & Buckley, J. (2009). Conflict-induced behavioral adjustment: A clue to the executive functions of the prefrontal cortex. *Nature Review Neuroscience, 10,* 141–152.

Miller, F. G. & Kaptchuk, T. J. (2008). Deception of subjects in neuroscience: An ethical analysis. *Journal of Neuroscience, 28,* 4841–4843.

Moll, J., Krueger, F., Zahn, R., Pardini, M., de Oliveira-Souza, R., & Grafman,

Pessiglione, M., Seymour, B., Flandin, G., Dolan, R. J., & Frith, C. D. (2006). Dopamine-dependent prediction errors underpin reward-seeking behaviour in humans. *Nature, 442*, 1042–1045.

Plassmann, H., O'Doherty, J., Shiv, B., & Rangel, A. (2008). Marketing actions can modulate neural representations of experienced pleasantness. *PNAS, 105*, 1050–1054.

Rand D. G., Greene, J. D., & Nowak, M. A. (2012). Spontaneous giving and calculated greed. *Nature, 489*, 427–430.

Samenez-Larkin, G. R., Gibbs, S. E. B., Khanna, K., Nielsen, L., Carstensen, L. L., & Knutson, B. (2007). Anticipation of monetary gain but not loss in healthy older adults. *Nature Neuroscience, 10*, 787–791.

Sanfey, A. G., Rilling, J. K., Aronson, J. A., Nystrom, L. E., & Cohen, J. D. (2003). The neural basis of economic decision-making in the Ultimatum Game. *Science, 300*, 1755–1758.

Schultz, W., Apicella, P., Scarnati, E., & Ljungberg, T. (1992). Neuronal activity in monkey ventral striatum related to the expectation of reward. *Journal of Neuroscience, 12*, 4595–4610.

Sutton, R. S., & Barto, A. G. (1998). *Reinforcement learning*. The MIT Press.

Tanaka, S. C., Doya, K., Okada, G., Ueda, K., Okamoto, Y., & Yamawaki, S. (2004). Prediction of immediate and future rewards differentially recruits cortico-basal ganglia loops. *Nature Neuroscience, 7*, 887–893.

Tom, S. M., Fox, C. R., Trepel, C., & Poldrack, R. A. (2007). The neural basis of loss aversion in decision-making under risk. *Science, 315*, 515–518.

Tusche, A., Bode, S., & Haynes, J. D. (2010). Neural responses to unattended products predict later consumer choices. *Journal of Neuroscience, 30*, 8024–8031.

van Lange, P. (1999). The pursuit of joint outcomes and equality in outcomes: An integrative model of social value orientation. *Journal of Personality and Social Psychology, 77*, 337.

van den Bos, W., Talwar, A., & McClure, S. M. (2013). Neural correlates of reinforcement learning and social preferences in competitive bidding.

Haruno, M., Kimura, M., & Frith, C. (2014 in press). Activity in the nucleus accumbens and amygdala underlies individual differences in prosocial and individualistic economic choices. *Journal of Cognitive Neuroscience*.

Houk, J. C., Adams, J. L., & Barto A. G. (1995). In models of information processing in the basal ganglia. In J. C. Houk, J. L. Davis, D. G. Beiser (Ed.), *Information processing in the basal ganglia*, MIT Press, pp.249–270.

Hsu, M., Bhatt, M., Adolph, R., Tranel, D., & Camerer, C. F. (2005). Neural systems responding to degrees of uncertainty in human decision-making. *Science, 310*, 1680–1683.

Huttel, S. A., Stowe, C. J., Gordon, E. M., Warner, B. T., & Platt, M. L. (2006). Neural signature of economic preferences for risk and ambiguity. *Neuron, 49*, 765–775.

Kahneman, D., & Tversky, A. (1979). Prospect theory: An analysis of decision under risk. *Econometrica, 47*, 263–291.

Knoch, D., & Fehr, E. (2007). Resisting the power of temptations: The right prefrontal cortex and self-control. *Annals of the New York Academy of Sciences, 1104*, 123.

Knoch, D., Pascual-Leone, A., Kaspar, M., Valerie, T., & Fehr, E. (2006). Diminishing reciprocal fairness by disrupting the right prefrontal cortex. *Science, 314*, 829.

Knutson, B., Rick, S., Wimmer, G. E., Prelec, D., & Loewenstein, G. (2007). Neural predictors of purchases. *Neuron. 53*, 147–156.

Matsumoto, M., & Hikosaka, O. (2009). Two types of dopamine neuron distinctly convey positive and negative motivational signals. *Nature, 447*, 1111–1115.

Montague, P. R., Dayan, P., & Sejnowski, T. (1996). A framework for mesencephalic dopamine systems based on predictive Hebbian learning. *Journal of Neuroscience, 16*, 1936–1947.

O'Doherty, J., Dayan, P., Friston, K., Critchley, H., & Dolan, R. J. (2003). Temporal difference models and reward-related learning in the human brain. *Neuron, 38*, 329–337.

striatum. *Journal of Neurophysiology, 84*, 3072–3077.

Delgado, M. R., Schotter, A., Ozbay, E. Y., & Phelps, E. A. (2008). Understanding overbidding: Using the neural circuitry of reward to design economic auctions. *Science, 321*, 1849–1852.

de Quervain, D. J. G., Fishbacher, U., Treyer, V., Schellhammer, M., Schnyder, U., Buck, A., & Fehr, E. (2004). The neural basis of altruistic punishment. *Science, 305*, 1254–1258.

Enomoto, K., Matsumoto, N., Nakai, S., Satoh, T., Sato, T., Ueda, Y., Inokawa, H., Haruno, M., & Kimura, M. (2011). Dopamine neurons learn to encode the long-term value of multiple future rewards. *PNAS, 108*, 15462–15467.

Gospic, K., Mohlin,E., Fransson, P., Petrovic, P., Johannesson, M., & Ingvar, M. (2011). Limbic justice: Amygdala involvement in immediate rejection in the Ultimatum Came. *PLOS Biology, 9*, e1001054.

Guth, W., Schmittberger, R., & Schwarze, B. (1982). An experimental analysis of ultimatum bargaining. *Journal of Economic Behavior & Organization, 3*, 367.

Haber, S. N. (2003). The primate basal ganglia: Parallel and integrative networks. *Journal of chemical neuroanatomy, 26*, 317–330.

Haber, S. N., Fudge, J. L., & McFarland, N. R. (2000). Striatonigrostriatal pathways in primates fro, an ascending spiral fro, the shell to the dorsolateral striatum. *Journal of Neuroscience, 20*, 2369–2382.

Haruno, M., & Frith, C. (2010). Activity in the amygdala elicited by unfair divisions predicts social value orientation. *Nature Neuroscience, 13*, 160.

Haruno, M., & Kawato, M. (2006). Different neural correlates of reward expectation and reward expectation error in putamen and caudate nucleus during stimulus-action-reward association learning. *Journal of Neurophysiology, 95*, 948–959.

Haruno, M., & Kawato, M. (2006b). Heterarchical reinforcement-learning model for integration of multiple cortico-striatal loops: fMRI examination in stimulus-action-reward association learning. *Neural network, 19*, 1242–1254.

but not motion, in ventrolateral prefrontal cortex macaque monkey. *Journal of Neuroscience, 21*, 4801–4808.

Sanfey, A. G., Rilling, J. K., Aronson, J. A., Nystrom, L. E., & Cohen, J. D. (2003). The neural basis of economic decision-making in the Ultimatum Game. *Science, 300*, 1755–1758.

Schultz, W., Dayan, P., Montague, P. R. (1997). A neural substrate of prediction and reward. *Science, 275*, 1593–1599.

Shimojo, S., Simion, C., Shimojo, E. & Scheier, C. (2003). Gaze bias both reflects and influences preference. *Nature Neuroscience, 6*, 1317–1322.

Tusche, A., Bode, S., & Haynes, J. D. (2010). Neural responses to unattended products predict later consumer choices. *Journal of Neuroscience, 30*, 8024–8031.

山本愛実・奥田次郎・鮫島和行・坂上雅道（2008）．脳内報酬情報処理に及ぼす知覚的曖昧性の影響．日本神経回路学会誌, *15*, 3–17.

1 神経経済学が社会脳科学に与えるインパクト

Bogaert, S., Boone, C., & Declerck, C. (2008). Social value orientation and cooperation in social dilenmas: A review and conceptual model. *British Journal of Social Psychology, 43*, 457–480.

Bromberg-Martin, E. S., Matsumoto, M., & Hikosaka, O. (2010). Dopamine in motivational control: Rewarding, aversive and alerting. *Neuron, 68*, 815–834.

Camerer, C. F. (2003). *Behavioral game theory*. New Jersey: Princeton University Press.

Craig, A. D. (2009). How do you feel? Interoception: The sense of the physiological condition of the body. *Nature Reviews Neuroscience, 10*, 59.

De Martino, B., O'Doherty, J. P., Ray, D., Bossaerts, P., & Camerer, C. (2013). In the mind of the market: Theory of mind biases value computation during financial bubbles. *Neuron, 79*, 1222–1231.

Delgado, M. R., Nystrom, L. E., Fissell, C., Noll, D. C., & Fiez, J. A. (2000). Tracking the hemodynamic responses to reward and punishment in the

Neuroscience. New York: Oxford University Press.

Zelazo, P. H., Chandler, M., & Crone, E. (Eds.) (2010). *Developmental Social Cognitive Neuroscience*. London: Psychology Press.

社会脳シリーズ5 『報酬を期待する脳』への序

Deaner, R. O., Khera, A. V., & Platt, M. L. (2005). Monkeys pay per view: Adaptive valuation of social images by rhesus macaques. *Current Biology, 15*, 543–548.

Hikosaka, K. & Watanabe, M. (2004). Long- and short-range reward expectancy in the primate orbitofrontal cortex. *European Journal of Neuroscience, 19* (4), 1046–1054.

Kim, H., Adolphs, R., O'Doherty, J. P., & Shimojo, S. (2007). Temporal isolation of neural processes underlying face preference decisions. *Proceedings of National Academy of Sciences U.S.A., 13*, 104, 18253–18258.

Knutson, B., Rick, S., Wimmer, G. E., Prelec, D., & Loewenstein, G. (2007). Neural predictors of purchases. *Neuron. 53*, 147–156.

Lhermitte, F., Pillon, B., & Serdaru, M. (1986). Human autonomy and the frontal lobes. Part I: Imitation and utilization behavior: A neuropsychological study of 75 patients. *Annals Neurology, 19*, 326–334.

Moll, J., Krueger, F., Zahn, R., Pardini, M., de Oliveira-Souza, R., & Grafman, J. (2006). Human fronto-mesolimbic networks guide decisions about charitable donation. *Proceeding of the National Academy of Science, USA, 103*, 15623–15628.

Nomoto, K., Schultz, W., Watanabe, T., & Sakagami, M. (2010). Temporally extended dopamine responses to perceptually demanding reward-predictive stimuli. *Journal of Neuroscience, 30*. 10692–10702.

Oyama, K., Hernadi, I., Iijima, T., & Tsutsui, K. (2010). Reward prediction error coding in dorsal striatal neurons. *Journal of Neuroscience, 30* (34), 11447–11457.

Sakagami, M., Tsutsui, K., Lauwereyns, J., Koizumi, M., Kobayashi, S., & Hikosaka, O. (2001). A code of behavioral inhibition on the basis of color,

文　　献

「社会脳シリーズ」刊行にあたって

Cacioppo, J. T., & Berntson, G. G. (Eds.) (2005). *Social Neuroscience*. London: Psychology Press.

Cacioppo, J. T., Berntson, G. G., Adolphs, R., Carter, C. S., Davidson, R. J., McClintock, M. K., McEwen, B. S., Meaney, M. J., Shacter, D. L., Sternberg, E. M., Suomi, S. S., & Taylor, S. E. (Eds.) (2002). *Foundations of Social Neuroscience*. Cambridge: MIT Press.

Cacioppo, J. T., Visser, P. S., & Pickett, C. L. (Eds.) (2006). *Social Neuroscience*. Cambridge: MIT Press.

Decety, J., & Cacioppo, J. T. (Eds.) (2011). *The Oxford Handbook of Social Neuroscience*. Oxford: Oxford University Press.

Decety, J., & Ickes, W. (Eds.) (2009). *The Social Neuroscience of Empathy*. Cambridge: MIT Press.

Dumbar, R. I. M. (2003). The social brain: Mind, language, and society in evolutionary perspective. *Annual Review of Anthropology, 32*, 163-181.

Harmon-Jones, E., & Beer, J. S. (Eds.) (2009). *Methods in Social Neuroscience*. New York: Guilford Press.

Harmon-Jones, E., & Winkielman, P. (Eds.) (2007). *Social Neuroscience*. New York: Guilford Press.

苧阪直行 (2004). デカルト的意識の脳内表現——心の理論からのアプローチ. 哲学研究, 578号, 京都哲学会.

苧阪直行 (2010). 笑い脳——社会脳からのアプローチ. 岩波科学ライブラリー166, 岩波書店.

Taylor, S. E. (Eds.) (2002). *Foundations in Social Neuroscience*. Cambridge: MIT Press.

Todorov, A., Fiske, S. T., & Prentice, D. A. (Eds.) (2011). *Social

――――― マ行 ―――――

マキャベリ的知能仮説　28, 39

右視床　37, 38
右被殻　37, 38

無意識　xx

モデルフリーシステム　xxi, 101, 108
モデルベースシステム　xxi, 101, 108

――――― ヤ行 ―――――

陽電子放射断層撮影（PET）　16

――――― ラ行 ―――――

利他行動　x, xvi, 31, 65
両側前島　37, 38

レスコーラ・ワグナーの法則　64

――――― ワ行 ―――――

ワーキングメモリ　xxiii

頭頂連合野　xxii, 117, 133
島内側部　80
島皮質　xv, xvii, 6, 12, 13, 16, 17, 23
ドーパミン　xiv, xix, xxii, 12, 45, 122
　　——ニューロン　xxii, 5, 7, 61, 62, 88, 89, 117, 122
　　——報酬予測誤差説　89

──────── ナ行 ────────

内側前頭前野　17
内側前頭皮質　xvi, 37, 38
内側前脳束　61
内発的動機づけ　111
内発的報酬　xvii, 60, 65, 82

乳頭体　61
ニューロエコノミクス　ix, 1
ニューロマーケティング　xi, 23

脳内自己刺激　xiv
脳内報酬系　xii

──────── ハ行 ────────

背外側前頭前野（皮質）　17, 37, 38, 54, 55
背側線条体　116, 120
背側前頭前野　13
背側島皮質　45, 46
判断ステージ付き囚人のジレンマゲーム（PDAS）　49

被殻　xv, 2, 13
皮質辺縁系統合モデル　xvi

尾状核　xv, xviii, 2, 80, 81, 99, 102, 104, 107
左上側溝　37, 38

腹外側前頭皮質　xvi
腹側線条体　116
腹側被蓋　61, 64, 80, 81
　　——野　xiv, 5, 28, 45, 88, 116
腹内側前頭前野　23
腹内側前頭皮質　42, 44, 45, 46
プロスペクト理論　xi, 10
分配行動　14

辺縁系　xiv
ベンゾジアゼピン　21
扁桃核　61
扁桃体　xv, 6, 13, 19, 21, 116, 117, 118, 133

報酬　ix, xi, 59, 113, 127
　　——期待　ix, 114
　　——刺激　9
　　——の期待　132
　　——予測誤差　xxii, 88, 89, 133
　　学習獲得的——　60, 62, 65, 82
　　社会性——　xii
　　生理的——　xvii, 60, 61, 65, 82
　　内発的——　xvii, 60, 65, 82
報酬系　2, 116, 131
　　自己——　xii
　　脳内——　xii
ホメオスタシス　111

(5)

社会性報酬　xii
社会的愛着　41
社会的意思決定　28
社会的価値志向　18
社会的文脈　70
社会脳仮説　xv, 28
囚人のジレンマゲーム　xvi, 29, 48
主観的確率　11
情報表現　xxi
処罰　17
自律神経系　xxii, 114
ジレンマ　17
　──ゲーム　xv
神経経済学　ix, 1, 27, 95
神経美学　xviii
神経文化学　xii
信頼ゲーム　16
心理生理交互作用分析　45

推論　105
スピード‐正確さのトレードオフ（SAT）　54

生理的報酬　xvii, 60, 61, 65, 82
前上側頭皮質　45
線条体　xiv, xv, xix, 1, 6, 12, 13, 28, 42, 44, 61, 62, 64, 80, 88, 127, 133, 134
前帯状皮質　80, 81, 127, 133
前頭眼窩野　116, 118, 128, 134
　前頭眼窩皮質　xv, xviii, 6, 13, 17
　前頭眼窩部　117, 127, 130, 133
　前頭眼窩領域　xviii
前頭前野　xiv, xviii, 104, 106, 110
　──外側部　xviii
　──内側部　99, 100
　──背外側部　117, 133
　──背外側領域　xxii, xxiii
　──皮質　xxi
　大脳皮質──　95
　内側──　17
　背外側──　17
　背側──　13
　腹内側──　23
前頭連合野　62, 80, 81, 133
　──外側部　72
　──眼窩部　62, 64, 69, 71, 78, 79, 80, 81, 83
　──内側部　80
　──背外側部　127

側坐核　xv, xviii, 2, 12, 13, 21, 23, 62, 64, 79, 80, 81, 116
ソマティック・マーカー仮説　110

─────　タ行　─────

帯状回皮質　xv, 6
帯状皮質　xvi, 116
大脳基底核　xix, 88, 94, 99, 107
　──線条体　95
　──の強化学習説　5
大脳皮質前頭前野　95
ただ乗り　16
手綱核　134

中脳黒質　xiv, 28, 45

事項索引

A to Z

BOLD シグナル 44
DTI（拡散テンソル画像法） 48
fMRI（機能的磁気共鳴画像法） x, 32
fNIRS（機能的近赤外分光法） xvi, 49
LIP 野 122
PDAS（判断ステージ付き囚人のジレンマゲーム） 49
PET（陽電子放射断層撮影） 16
SAT（スピード‐正確さのトレードオフ） 54
TMS（経頭蓋磁気刺激） 15

ア行

意思決定 xiv, xix, xx, 3, 13, 28, 85, 86
　社会的―― 28
いじわる行動 x, xvi, 31

オキシトシン 41

カ行

外側視床下部 61
海馬 117
回避学習 76
快楽中枢 xiv, 61
拡散テンソル画像法（DTI） 48
学習獲得の報酬 60, 62, 65, 82
下側頭皮質 xxii, 117
価値の生成 xix
眼窩前頭皮質 54, 55

機能的近赤外分光法（fNIRS） xvi, 49
機能的磁気共鳴画像法（fMRI） x, 32
寄付（行動） xvi, 39, 42
強化学習 xxii, 115
　――理論 1
協力行動 48

経済活動 x
経済理論 x
経頭蓋磁気刺激（TMS） 15
ゲーム理論 29
嫌悪刺激 9, 60, 78

行動経済学 x
後部頭頂領域 13
黒質 6, 80, 116
　――緻密部 5, 61, 88
コンフリクト 37

サ行

最終提案ゲーム xvi, 14
酸素化ヘモグロビン 54

時間差モデル 2
自己報酬系 xii

(3)

―――― ハ行 ――――

バーテルス（Bartels, A.）　81
バトラー（Butler, R. A.）　66
ハーボウ（Harbaugh, W.）　40
バルトー（Barto, A. G.）　115
ハーロウ（Harlow, H. F.）　66

彦坂和雄　xxii, 120

ヒュッテル（Huttel, S. A.）　13

フェール（Fehr, E.）　15
ブラター（Blatter, K.）　67

ヘア（Hare, T.）　42, 45
ペシグリオーネ（Pessiglione, M.）　12
ベーレンス（Behrens, T. E.）　111

ボゲーチ（Bogacz, R.）　54
ホプキンス（Hopkins, W. D.）　66

―――― マ行 ――――

松本正幸　9
マンスーリ（Mansouri, A.）　37

ミラー（Miller, F. G.）　53

ミルナー（Milner, P.）　xiv, 116

モリス（Morris, J.）　78
モル（Moll, J.）　xvi, 40, 44

―――― ヤ行 ――――

山本愛実　99

ヨハンソン（Johansson, P.）　97

―――― ラ行 ――――

ラシュワース（Rushworth, M.）　37

リッチモンド（Richmond, B. J.）　130
リリング（Rilling, J. K.）　49, 80

レイノルズ（Reynolds, J. N.）　95, 125
レルミット（Lhermitte, F.）　xix, 96

ローゼンブラム（Rosenblum, L. A.）　66

―――― ワ行 ――――

渡邊正孝　xxii, 128

人名索引

―――― ア行 ――――

アッツィ（Azzi, J. C.） 70
アロン（Aron, A.） 81
アンドリュース（Andrews, M. W.） 66, 67

石津智大 80, 81

ウォッシュバーン（Washburn, D. A.） 66

小山 佳 xxii
オールズ（Olds, J.） xiv, 116

―――― カ行 ――――

カーネマン（Kahneman, D.） 10
川越礼子 94

キム（Kim, H.） xx, 78

クノッホ（Knoch, D.） 15

―――― サ行 ――――

坂上雅道 xxi
サットン（Sutton, R. S.） 115
サマネツ-ラーキン（Samanez-Larkin, G. R.） 12
鮫島和行 94
サリンプア（Salimpoor, V. N.） 79, 81
サンフェイ（Sanfey, A. G.） xvi, 16

シェームバウム（Shoenbaum, G.） 134
設楽宗孝 130
下條信輔 xx, 96–98
シュルツ（Schultz, W.） xix, 5, 67, 88, 89, 122

スウ（Hsu, M.） 13
スミス（Smith, V.） 28

ゼキ（Zeki, S.） 80, 81

―――― タ行 ――――

ダマシオ（Damasio, A. R.） 110

ディーナー（Deaner, R. O.） xvii, 83
デルガド（Delgado, M. R.） 12

ドゥ（Daw, N. D.） 101
トヴァスキー（Tversky, A.） 10
トゥシェ（Tusche, A.） xi, 25
ド・ケルバン（de Quervain, D. J. G.） 16
トム（Tom, S. M.） 12

―――― ナ行 ――――

ナットソン（Knutson, B.） xi, 23

野元謙作 xix

(1)

執筆者紹介 （執筆順）

春野雅彦 （はるの　まさひこ）【1章】
情報通信研究機構脳情報通信融合研究センター主任研究員　1993年京都大学大学院工学研究科修士課程（電気工学第二）修了　工学博士。専門は、計算論的神経科学

長塚昌生 （ながつか　まさお）【2章（共著）】
大阪大学大学院経済学研究科博士後期課程　2009年大阪大学経済学研究科博士前期課程（経済学専攻）修了　経済学修士。専門は、神経経済学

二本杉　剛 （にほんすぎ　つよし）【2章（共著）】
岐阜聖徳学園大学　2010年大阪大学経済学研究科博士後期課程（経済学専攻）単位取得後退学　修士（経済学）。専門は、社会行動や制度設計に関する実験研究

品川英朗 （しながわ　ひでお）【2章（共著）】
大阪大学社会経済研究所招聘研究員　2003年東京医科歯科大学医歯学総合研究科博士課程（頭頸部再建学系専攻）修了　博士（歯学）。専門は、生体医用工学

西條辰義 （さいじょう　たつよし）【2章（共著）】
高知工科大学教授　1985年ミネソタ大学経済学研究科博士課程修了 Ph.D. 専門は、制度設計工学

渡邊正孝 （わたなべ　まさたか）【3章】
公益財団法人東京都医学総合研究所・生理心理学研究室・シニア研究員　1978年東京大学大学院文学研究科博士課程（心理学専攻）修了　文学博士。専門は、生理心理学、認知神経科学

坂上雅道 （さかがみ　まさみち）【4章】
玉川大学脳科学研究所教授　1990年東京大学大学院人文科学研究科博士課程（心理学専攻）中退　博士（医学）。専門は、システム神経科学

筒井健一郎 （つつい　けんいちろう）【5章（共著）】
東北大学大学院生命科学研究科・准教授　1999年東京大学大学院人文社会系研究科博士課程修了　博士（心理学）。専門は、認知/行動神経科学、生理心理学

小山　佳 （おやま　けい）【5章（共著）】
日本学術振興会特別研究員（PD）（東北大学大学院医学系研究科所属）　2011年東北大学大学院生命科学研究科博士課程修了　博士（生命科学）。専門は、行動神経科学

編者紹介

苧阪直行（おさか　なおゆき）
1946年生まれ。1976年京都大学大学院文学研究科博士課程修了、文学博士（京都大学）。京都大学大学院文学研究科教授、文学研究科長・文学部長、日本学術会議会員などを経て現在、京都大学名誉教授、日本ワーキングメモリ学会会長、日本学術会議「脳と意識」分科会委員長、日本学士院会員

主な著訳書

『意識とは何か』（1996、岩波書店）、『心と脳の科学』（1998、岩波書店）、『脳とワーキングメモリ』（2000、編著、京都大学学術出版会）、『美を脳から考える』（2000、共訳、新曜社）、『意識の科学は可能か』（2002、編著、新曜社）、『心の神経生理学入門』（2005、共訳、新曜社）、『大脳皮質と心』（2005、共訳、新曜社）、*Cognitive Neuroscience of Working Memory*（2007、編著、オックスフォード大学出版局）、『ワーキングメモリの脳内表現』（2008、編著、京都大学学術出版会）、『意識の脳内表現』（2008、監訳、培風館）、『笑い脳』（2010、岩波書店）、『脳イメージング』（2010、編著、培風館）、『オーバーフローする脳』（2011、訳、新曜社）、『社会脳科学の展望』（2012、編、新曜社）、『道徳の神経哲学』（2012、編、新曜社）

社会脳シリーズ 5
報酬を期待する脳
ニューロエコノミクスの新展開

初版第1刷発行　2014年3月15日

編　者	苧阪直行
発行者	塩浦　暲
発行所	株式会社　新曜社
	〒101-0051　東京都千代田区神田神保町3-9
	電話(03)3264-4973・FAX(03)3239-2958
	e-mail : info@shin-yo-sha.co.jp
	URL : http://www.shin-yo-sha.co.jp/
印刷所	株式会社シナノ
製本所	イマヰ製本所

ⓒ Naoyuki Osaka, editor, 2014　Printed in Japan
ISBN978-4-7885-1378-5　C1040

―― 新曜社の本 ――

社会脳シリーズ　苧阪直行 編

1 **社会脳科学の展望**
脳から社会をみる
苧阪直行
四六判272頁　本体2800円

2 **道徳の神経哲学**
神経倫理からみた社会意識の形成
苧阪直行
四六判274頁　本体2800円

3 **注意をコントロールする脳**
神経注意学からみた情報の選択と統合
苧阪直行・苧阪満里子
四六判306頁　本体3200円

4 **美しさと共感を生む脳**
神経美学からみた芸術
苧阪直行・苧阪満里子
四六判198頁　本体2200円

5 **報酬を期待する脳**
ニューロエコノミクスの新展開
苧阪直行
四六判200頁　本体2200円

以下続巻

オーバーフローする脳
ワーキングメモリの限界への挑戦
T・クリングバーグ　苧阪直行 訳
四六判256頁　本体2600円

心の神経生理学入門
神経伝達物質とホルモン
K・シルバー　苧阪直行・苧阪満里子 訳
四六判176頁　本体1700円

大脳皮質と心
認知神経心理学入門
J・スターリング　苧阪直行・苧阪満里子 訳
四六判208頁　本体1800円

＊表示価格は消費税を含みません